精神分裂症的疾病管理与康复技术

主　审：赵靖平

主　编：郑英君　宁玉萍

副主编：陈新锐　宗昆仑　Somaia Mohamed　邓永杰

人民卫生出版社

图书在版编目（CIP）数据

精神分裂症的疾病管理与康复技术 / 郑英君，宁玉萍主编 . —北京：人民卫生出版社，2019

ISBN 978-7-117-28367-0

Ⅰ.①精… Ⅱ.①郑…②宁… Ⅲ.①精神分裂症 – 诊疗②精神分裂症 – 康复 Ⅳ.①R749.3

中国版本图书馆 CIP 数据核字（2019）第 059149 号

人卫智网	**www.ipmph.com**	医学教育、学术、考试、健康，购书智慧智能综合服务平台
人卫官网	**www.pmph.com**	人卫官方资讯发布平台

精神分裂症的疾病管理与康复技术

主　　编：郑英君　宁玉萍
出版发行：人民卫生出版社（中继线 010-59780011）
地　　址：北京市朝阳区潘家园南里 19 号
邮　　编：100021
E - mail：pmph @ pmph.com
购书热线：010-59787592　010-59787584　010-65264830
印　　刷：三河市尚艺印装有限公司
经　　销：新华书店
开　　本：710×1000　1/16　印张：13
字　　数：240 千字
版　　次：2019 年 6 月第 1 版　2019 年 8 月第 1 版第 2 次印刷
标准书号：ISBN 978-7-117-28367-0
定　　价：32.00 元

打击盗版举报电话：010-59787491　E-mail：WQ @ pmph.com
（凡属印装质量问题请与本社市场营销中心联系退换）

编者名单

主　审:赵靖平(中南大学湘雅二医院)
主　编:郑英君(广州医科大学附属脑科医院)
　　　　宁玉萍(广州医科大学附属脑科医院)
副主编:陈新锐(广州医科大学附属脑科医院)
　　　　宗昆仑(广州医科大学附属脑科医院)
　　　　Somaia Mohamed(耶鲁大学医学院)
　　　　邓永杰(广州医科大学附属脑科医院)

编　委(以姓氏笔画为序)
　　　　邓利章　邝启杰　李璇子　何红波　佘生林
　　　　张　杰　陆晓丹　陈宇薇　彭红军

序

精神分裂症是一种严重影响人类健康的重性精神疾病，通常起病缓慢，病程慢性迁延，呈反复发作或恶化，最终导致患者社会功能衰退和精神残疾。对从事精神卫生的临床工作者而言，防止精神分裂症的复发与促进患者回归社会是治疗的终极目标。

目前精神分裂症的治疗是以抗精神病药物缓解症状与减少复发为主要措施。但患者存在药物治疗依从性差、中断维持治疗、"病耻感"导致畏医忌药、社会功能受损等多重不利因素，会造成疾病反复发作，患者难以回归社会，最终给个人、家庭以及社会带来了沉重的疾病负担。因此，研发能有效提高治疗依从性的心理康复疗法，对改善精神分裂症的预后具有十分重要的意义。

20世纪80年代起，各种疾病管理与康复项目开始应用于精神疾病的治疗，随后多个研究证实了其在提升心理疾病认识、促进自知力恢复、降低症状的严重程度、提高药物治疗依从性、防止疾病复发和再入院、降低"病耻感"、改善社交能力等方面具有良好的疗效。为精神疾病的康复治疗提供了科学可靠的依据，促进了精神疾病整体综合治疗的发展。

疾病管理与康复项目在我国尚处于起始阶段，缺乏规范统一、操作性强的训练指导程序。以郑英君教授为首的研究团队，在认真吸收国内外先进理论和技术的基础上，编写了《精神分裂症的疾病管理与康复技术》，有针对性地向广大临床工作者展示了精神分裂症的疾病管理与康复的原理、规范和准则，从理论和实践两方面详尽地向临床工作者阐述了如何进行模块化干预治疗。干预技术的九个模块设置主要基于Zubin等学者提出的压力易感模型的理论，即个人的生物易感性和情景压力因素的交互作用是导致精神障碍的基本机制，以此理论设计的干预技术覆盖了改善生物易感性与有效应对压力源等内容，为从事精神分裂症康复治疗的临床工作者提供了一套规范、便于操作且行之有效的干预方式。

　　这部著作对于我国正处于发展阶段的精神分裂症患者康复训练的规范和发展将发挥重要的引领作用；同样，对提高广大精神卫生工作者的康复治疗水平具有积极的促进作用。希望大家将本书的康复技术用于临床实践，为更好地改善精神分裂症患者的预后做出贡献。

赵靖平

中南大学湘雅二医院精神卫生研究所

2019 年 2 月

前　言

现代精神医学越来越重视精神康复技术在精神疾病发现早期开始的全病程规范化、个体化应用。重性精神疾病的药物治疗、精神康复和心理治疗不应该是相互独立的、割裂的治疗措施，而应该是一环紧扣一环的整合应用。这种综合干预治疗的有效性已经被越来越多的循证医学研究依据所证实。精神康复技术的应用让更多的重性精神疾病患者有机会得到康复，并最终回归社会。

本书所介绍的疾病管理与康复（illness management and recovery，IMR）技术是国际上先进的精神康复技术之一。该技术最初是在 2014 年由耶鲁大学精神科的心理学家 Somaia Mohamed 教授介绍并培训我团队。此间她不辞辛苦地多次来到广州做现场培训，并对我们进行了为期一年多的远程网络督导，之后鼓励和支持我们撰写基于临床实操案例的 IMR 技术推广书籍。

本书旨在为精神科临床工作者提供一本具有可操作性和指导性的 IMR 技术手册。目前尚缺少向临床工作者示范整个康复治疗流程的书籍，本书将一步步地指导临床工作者如何将 IMR 技术应用于精神分裂症患者的治疗，并尽量生动地通过实际案例进行示范讲解。本书没有涵盖所有重性精神障碍的治疗，而是把重点放在精神分裂症上。我们认为聚焦并深入地解释、示范精神分裂症患者的康复干预全过程，比泛泛地涵盖所有的精神障碍更有意义。通过对精神分裂症 IMR 技术的理解和掌握，也有助于将该技术举一反三地应用于其他精神疾病，包括双相障碍、抑郁症以及精神活性物质所致精神障碍等，因为 IMR 技术中各分病种间的康复策略和流程大体是一致的。

本书第一章概述了 IMR 技术的理念、设置、结构和核心技术，后九章是不同主题的模块训练，其内容设置是基于压力易感模型对精神疾病发生机制的理解：第二章介绍了如何帮助患者拓展康复的意义，制订和追求个体化的康复目标；第三章提供了有关精神分裂症的正常化教育；第四章解释了压力易感模型；第五章介绍了精神分裂症常见的治疗药物及其作用，实现药物的自我管理；第六章旨在帮助精神分裂症患者识别和监控病情复发的先兆；第七章讨论了如何提高患者社会交往技能，建立和拓宽社会支持网络；第八章介绍了压力的预防和应对；第九章在于帮助患者对酒精等物质滥用问题的处置；第十章介绍了生活困难与持续症状的应对策略，提高患者解决问题的能力。IMR 的治疗基于平等协助的治疗关系，立足于患者的康复目标，灵活地糅合了认知策略、动机策略和心理教育策略三大技术,并贯穿于整个治疗的始终,以帮助患者在治疗中得到最大的获益。

本书还可以为接受培训患者的家属提供康复知识方面的参考,以提高患者的服药依从性,降低复发率,促成患者和家属建立更加和谐的治疗联盟。

因编者水平有限,书中难免有一些疏漏之处,敬请各位读者批评指正。在此也特别感谢 Somaia Mohamed 教授的支持和帮助,才有今天这项造福广大患者的精神康复技术的引进并出版成书。

郑英君　宁玉萍
2019 年 2 月

目 录

目录

第一章

精神分裂症的疾病管理与康复概述

一、精神分裂症的疾病管理与康复技术

疾病管理与康复（illness management and recovery，IMR）是一项用来帮助重性精神疾病患者的技术，是在专业人士指导下的一系列针对重性精神疾病设计的康复策略，可以帮助患者更好地应对精神症状，降低疾病复发的风险，最终达到康复目的。本书将聚焦如何将该技术运用于精神分裂症的治疗中。

康复（recovery）这个概念在不同人的心目中有着不同的含义。有学者认为康复是患者恢复健康和恢复社会功能（social functions）的过程，是改变个体态度、价值观、感受、目标、技能和角色个体化的独特的过程，目的在于改善症状以及缓解症状带来的痛苦水平。也有学者认为，康复意味着个体可以掌控自己生活中的重大决策，充分理解了自己的生活经历，对生活有了向前看的思考方式，能够为了促进自身健康而采取积极主动的态度；意味着个体怀有希望，并能够享受生活。康复并不意味着痛苦消失，所有症状消除，或者功能完全恢复；也不是意味着不再需要服药，不再接受医疗服务；更不是意味着能完全满足患者自己所有的追求；而是更注重覆盖生活的不同层面。对患者而言，精神疾病只是作为生命的一部分，并非全部，虽然受疾病的影响，但是患者仍然能够对出现的问题采取积极的措施，尽可能地发挥自身优势，有希望、有意义地生活。

整个 IMR 治疗的过程是在良好的合作关系下，治疗师帮助患者学习必要的信息、策略以及技能方法，帮助患者处理自己的精神症状，并帮助患者达成自己的康复目标。精神分裂症患者往往会回避或者否认自己的精神疾病。尽管接受诊断的患者更愿意参与到治疗当中，但这并不意味着必须先让患者接受疾病诊断之后才能开始康复训练。本书介绍了如何采用模块（modules）练习的方式对精神分裂症患者进行 IMR 训练。

二、治疗的基本要素

IMR 技术可以根据患者实际情况而有所调整，但是治疗中的基本原则适

用于所有的患者,并贯穿于整个治疗当中。这些原则包括以下内容。

（一）注入希望

在康复训练中,治疗师向患者传递希望和乐观的态度是非常重要的。尽管精神分裂症的康复是个不小的挑战,但否认或者抹杀患者康复的希望是非常不合适的,不应该给任何精神障碍的患者随意贴上标签。有研究表明,在积极接受治疗和发展更多有效应对技能的情况下,患者的康复情况以及生活质量都会更好。

促使患者接受治疗的动力(motivation),来自于他们自我对改变的期望和信心,关键是帮助患者制订康复目标,并维持对目标的追求,激发患者克服困难的动机,这对于康复过程来说是至关重要的,是治疗师开展治疗的首要任务。治疗师通过提供疾病管理的信息和技术来帮助患者达成自己的康复目标,维持对未来的希望。即使当患者感到悲观时,治疗师也应当保持乐观积极的态度,帮助患者提高解决困难的能力。

（二）强调资源取向（resource orientation）

资源取向强调个体的完整性,即全面地看待患者所处的环境和现状,而不是孤立地看待患者。治疗师不仅关注患者的病情和问题,而且要将目光投向更广泛的可能性,在问题当中建立希望,寻找改变的方向。立足于寻求和探索患者的优势和资源,治疗师协助他们制订及实现自己的目标。这里的目标,不仅包括症状的控制,也包括生活中的不同方面。精神分裂症只是生命中的一部分,而并非全部,尽管受疾病的干扰,但是患者依然能够有希望地积极改变,发挥优势,付诸行动,享受有意义的生活。

（三）无条件积极关注

无条件积极关注是建立良好合作性治疗关系的关键成分。美国心理学家罗杰斯(Carl Ransom Rogers)认为,无条件的积极关注是指无论患者的品质、情感、行为如何,治疗师对其不做任何的评价和要求,并对患者表现无条件的温暖和接纳,使患者觉得自己是个有价值的人。这样的观念,同样适用于 IMR训练中。治疗师应该尊重每一位精神分裂症患者,将他们看作是有价值、有能力的人,接纳患者与治疗师在价值观上可能存在的差别,并尊重他们的决定。同时,接受患者表达不同观点的权利。例如:他们可能否认自己有精神障碍的诊断;与其积极地去说服患者承认疾病的诊断,还不如尊重他们的想法,并在合作中寻找共识。这些共识包括:患者经历的症状(或者特殊的感受)和压力,如何减少需要住院治疗的可能性,如何克服独立生活的困难,如何实现自己的目标等。

（四）自主抉择

IMR 训练的首要目标是提供患者需要的信息和技能,以便他们有机会对自己的治疗做出选择,主动参与到康复计划的制订中去,重新获得决定自己人生的能力。即便患者最终的决定与治疗师所提供的建议不同,患者的选择也应该得到尊重。治疗师应避免对患者施加压力,要求其做出某种改变,相反地,治疗师应尊重患者自主的选择,协助患者订立合理的目标,分析如何实现目标,分析各种方法的利弊,帮助患者做出决策,并始终在目标的引导下,与患者一起合作。

(五)建立合作关系

在平等合作的关系中,治疗师负责教授患者相关的知识和技能,帮助患者学习如何处置精神症状,共同解决问题以及如何实现个人目标。

(六)在波动中成长

治疗师会与患者讨论对治疗过程及结果的期待。治疗师向患者注入康复希望,但是这并不是盲目的乐观,或者偏离实际的承诺。治疗师应引导患者设定合理的目标与期待,为治疗的顺利进行奠定良好基础,我们会告诉患者,康复过程可能并不是一帆风顺的,有时会遭遇挫折和失败,有退步的感觉是正常的。但我们会审视每次出现的退步或问题,去思考可以从中学到了什么,并获得持续的成长。

三、治疗的核心技术

(一)动机策略

动机策略(motivation strategies)旨在让患者主动参与到 IMR 训练当中,对即将学习的知识和技巧保持动力及兴趣。如果患者发现这些内容和自己的需要或者目标没有任何关联,那么他们会质疑学习的作用,对治疗缺少足够的动机,进而可能不会付出必要的努力。一个成熟的动机策略,是要让患者感受到随着治疗的深入,可以慢慢接近自己的短期和长期的目标。

激发和维持患者治疗动机应是一个持续的过程,贯穿于整个治疗。同时,治疗师与患者应当保持协作的关系,就像一个团队,为了实现目标大家都要努力,而非患者一人在孤军奋战。矛盾心理是很常见的现象,动机的强度会不时地发生改变,治疗师可以通过觉察患者对治疗的态度,评估患者的动机,并做出相应的调整。我们通常会用两个练习来保持或提高患者参与改变的动机。一是设定具体目标的练习:协助患者制订合理的康复目标,并将目标进行具体化,即将目标分解成每一个具体可行的任务。接下来,治疗师通过链接目标与治疗的关系,让患者意识到 IMR 可以帮助他们实现自己的目标。二是利弊分析(pros and cons analysis):患者可能由于过去的负性经历而对行动感到困难。当患者对改变犹豫不决时,治疗师协助患者作"保持和改变现状的利弊分析",列出每个选项的利弊,接下来帮助患者衡量每一项的重要程度(如用 0 ~ 10

来标记)并得出结论:哪个选择看起来更好。总而言之,就是为了让患者发现治疗如何使自身获益,并帮助自身实现制订的目标。

(二)心理教育策略(psychoeducation strategies)

IMR 的一个重要目标就是让患者了解疾病及康复的信息,这要求治疗师不仅要提供正确的信息,还需要治疗师以恰当的教育策略传递这些信息。

首先,疾病教育是交互式的,是在讨论中习得知识,而不是治疗师单纯地说教。交互式的学习有一个明显的特点,即治疗师经常会停下来询问患者的观点,讨论概念的意义,澄清和解决每个可能出现的问题。这样的方式可能会让学习的氛围变得活泼,让患者更有兴趣参与到治疗中,同时让他们感受到自己扮演着重要的角色,而不是被动地接受信息。

其次,评估患者对知识的掌握程度是非常必要的,治疗师需要经常要求患者对学习的内容进行反馈。关于评估的频率,没有固定的要求,可以根据患者自身情况来调整疾病教育的进度。常用的评估方式是让患者用自己的语言去总结内容要点,例如"你可以用几句话概括一下我们刚才讨论的内容吗",根据患者的回应,来判断患者掌握的程度,有哪些概念是清晰的,有哪些概念是需要再次澄清的。如果患者在开始时并不能十分准确地进行概述,这个时候治疗师可以协助其进行总结,如治疗师可以说"你的总结已经很接近了,这个疾病症状包括了……你觉得这样概括怎么样"。在每一次开始新的内容时,先对之前的内容作一个简短的总结,可以强化对知识的掌握。另外,治疗师还要关注患者是否对描述的内容存在异议,例如"有没有什么地方你是不赞同的";除了口头反馈,治疗师也可以让患者完成一份家庭作业,设置一些相关的问题让患者去做判断,如下:

> 请判断下列哪些原因可以导致精神疾病:
> ☑ 药物或酒精滥用
> ☑ 应激事件
> ☑ 遗传
> ☑ 脑器质性疾病
> ☑ 贫穷
> ☑ 中邪

应该注意的是,精神分裂症是慢性迁延性的重性精神疾病,对认知功能可能会造成不同程度的损害,因此进行疾病教育时要根据患者掌握的情况来调整学习进度。把大的概念分解成小的要点往往会让患者更容易接受和理解。

用患者所能理解的语言去交流。一个学历水平较低的患者,治疗师应该避免用太多专业的术语,而是换用一些简单易理解的言语来概括。打个比方,治疗师可以用"不真实的想法"来代替对"妄想"的理解,甚至可以鼓励患者给它命名,但记得要做一些注释以免混淆。

(三) 认知行为策略

使用认知行为策略(cognitive-behavior strategies)的目的是为了帮助患者识别非适应的想法,建立恰当的行为模式,起到预防疾病和增强应对技巧的作用。认知疗法包括两大核心技术,即认知技术与行为技术。认知技术在于识别患者情绪和行为背后的自动思维(automatic thoughts),通过引导式地询问检验自动思维的合理性,并在此基础上发展理性的思维,也就是"3C 技术",即Catch(抓住自动思维)、Check(检验自动思维)、Change(改变自动思维)。行为技术(behavior skills)在于通过行为策略来改善问题的影响,以及改变患者的思维和情绪。本书中常用的行为技术有问题解决法、放松训练、角色扮演以及百宝箱技术。

1. 问题解决法(coping skills training) 除了精神症状,患者可能还存在具体的现实问题。在会谈当中,治疗师要鼓励患者谈论在现实当中阻碍其实现目标的问题,并协助患者找到针对问题的具体方法。治疗师可以从患者过去面对此类问题的解决方法入手,询问他们既往有效的应对方式(coping style),或者从他人类似的经验当中获得启发。如果患者无法找到相应的解决途径,治疗师可以依据自己类似问题的经验,启发患者思考。

对于有些患者,他们可能缺乏解决问题的技巧,他们需要治疗师更直接的指导。治疗师可以借助问题解决法的七个步骤,帮助患者明确问题,寻求解决方案,选择并实施方案,以及评估进度。具体步骤如下:

(1) 制订具体可行的目标;

(2) 记录实现目标的动力;

(3) 列出至少三个实现目标的方法;

(4) 评估不同方法的利弊;

(5) 衡量各种可能性,选择可以实现目标的最佳方案;

(6) 按计划执行,准备实现目标的条件,例如什么时间开始? 是自己独立完成还是希望别人参与? 需要什么样的资源?

(7) 设定一个日期来评估进度。

当然,并非所有的问题都能被妥善地解决,有些时候患者可能需要接受现状,并尝试在生活的其他方面做得更多,以争取满意的结果。

2. 放松训练 放松训练有许多种形式,常见的放松方法包括呼吸松弛法(breath relaxation training)和肌肉渐进放松法(progressive muscle relaxation)。

治疗师在会谈中教授患者放松的技巧,并评估训练后的放松程度。应注意的是,并非所有的患者都能从一种放松方法中获益,如呼吸松弛法对没有心跳加速的焦虑患者效果欠佳。有些患者可能会在训练的前期感到更加紧张。治疗师可以将放松训练当作一次试验,再根据结果反馈来选择合适的方法。患者还可以在治疗室外,运用放松的材料或者借助音频进行放松。

3. 角色扮演(role-playing)　角色扮演是社交技能(social skills)训练当中非常有用的技术。通过足够的练习,让患者能够把握交谈的主题,并做出自然的反应。在治疗室中,治疗师可以和患者一起进行角色扮演来学习社交的方法。例如,患者在表达自己想法的场景里显得局促不安,担心发生一些难以控制的场面,治疗师通过角色扮演使患者提高表达自己想法的技能,并获得信心。

患者:我不知道如何和房东说维修水管这件事情,这应该是房东负责的事情,但我不知道怎么跟他交流。

治疗师:你希望他来解决这件事情,但是你不知道该说些什么?

患者:是的。我不知道怎么说。

治疗师:好的,那我们来进行角色扮演怎么样,你来扮演房东,我来扮演你。你可以按照你的设想把房东演得十分不配合。

患者:好的。

治疗师:那我们开始扮演。我先开始:房东,你是否能抽空过来解决维修水管的事情?

患者:(不耐烦地)我现在很忙,我没有时间。

治疗师:那么什么时候你方便呢?

患者:我不知道。

治疗师:你知道,这件事情对我的生活已经造成了影响,而且这对你的房子也不好,我希望你能尽快解决。

患者:那你可以自己去找修理工吗?

治疗师:但是我没有这样的经验,而且我不知道去哪里找到这样的人。

患者:难道你不能去问问别人,或者上网去看看?

治疗师:我更希望从你这里直接得到解决方案,如果你不方便过来,你是否可以给我一个修理工的联系方式,我可以试着找找。如果不行,我还是需要你帮忙解决这件事情。

患者:好的,我会先给你一个联系方式。

治疗师:好的。扮演结束,我们从角色当中出来。让我们回顾一下刚才对话,谈谈你的感受和想法,然后我们可以互换角色。

在教授社交技能时,治疗师应该对患者的技能进行评估。有些患者对如何组织语言去表达自己的想法感到困难,治疗师使用角色扮演的目的就是来教授他们具体的社交技能和增强社交的信心。

还有一种情况,患者实际上清楚自己想要表达的内容,但由于担心出现无法控制的场面而不敢面对现实,例如:如果我说了自己的要求,对方会感到生气/会受到伤害;或者,认为对方会抨击自己,甚至伤害自己。那么,治疗师还可以用认知技术来识别与验证他们的自动思维,并结合行为练习。

4. 百宝箱技术(resource box skills)　百宝箱技术用于预防自杀。面对近期有自杀风险的患者,治疗师运用百宝箱技术,尽可能多地识别出患者生活中有意义的因素,引导患者寻找生活下去的正性理由。在第十章的案例中,治疗师询问了许多问题以帮助患者确认各种活下去的理由,治疗师还帮助了患者制订应对自杀想法的方案,如签订不自杀的协议,向家人或者专业机构求助。

我们可以用卡片的形式归类这些正性的理由及处理方式,并放到百宝箱里(一个自行制作的盒子)。经常的复习可以帮助患者记住预防自杀的策略,并促进方法的使用。我们通常还建议让患者随身携带一张或几张写有方案的应对卡或者将其张贴在容易接触到的地方。

在 IMR 当中,我们更强调把认知行为技术作为一种治疗工具使用,因此,在会谈中,我们并不拘泥于常规认知行为的结构化程序,而是把认知行为技术灵活的穿插在 IMR 的整个治疗中,以提高患者服药依从性,增强问题解决能力及人际交往能力,帮助患者正确应对持续症状(residual symptoms)以及制订预防疾病复发计划。

四、模块的设置

精神分裂症的 IMR 训练主要包括九个模块的内容,这些内容的选择基于压力易感模型对精神障碍发生机制的理解,即把个人的生物易感性(biological vulnerability)和情境压力因素的交互作用作为导致精神障碍的基本机制。疾病的管理与康复的重点就聚焦在如何改善患者的生物易感性以及有效应对压力源(stressors)。

生物易感性的改善主要包括两种方法,一是药物治疗(药物自我管理);二是避免物质滥用(substance abuse)(酒精等物质滥用相关问题的管理)。精神分裂症患者常见的压力源来自于疾病本身、人际关系以及其他方面的压力问题。我们将从五个方面进行干预:第一,增加患者对症状的理解(精神分裂症的正常化教育;压力易感模型);第二,疾病症状的应对(积极应对持续症状和生活困难);第三,疾病复发的预防(预防复发);第四,应对人际关系的压力,建立有效的社会支持(建立社会支持网络);第五,增强应对压力的能力

（压力的预防与应对）。

此外，我们通过帮助患者制订康复的目标，提高以及维持患者积极改变的动机，鼓励患者参与到治疗中，而这些是治疗顺利进行的基础（康复策略），最终目的是让患者从治疗中获益。对书中模块训练的次序，我们提供了参考，但这不是唯一的选择，治疗师可以按照自身或患者的实际需要作适当的调整。

五、治疗的会谈结构

IMR 的会谈结构与认知行为治疗的结构相类似，我们会从问候开始，了解患者近期内的状况；检查作业，让治疗师与患者有机会复习上一次会谈的内容，以及了解患者完成作业的情况，评估患者的进展。检查目标的进展，让患者感受随着治疗的深入而带来的积极改变，从而维持治疗的动机。接下来，我们将按照模块的设置，开展讨论。在每次会谈的最后，治疗师需要帮助患者总结学习的要点，并制订相关主题的家庭作业。

（一）问候

通过轻松、自然的问候导入治疗，例如"我很高兴你今天能过来""你看起来状态不错"，或者询问患者最近发生的积极体验，例如，"最近是否遇到一些让你感到愉快的事情""在你身上是否有什么积极的改善"。

（二）检查作业

一般情况下，除了首次会谈之外，我们都会根据每个模块的内容，与患者商定家庭作业。家庭作业能够强化患者对内容的理解，让患者有机会、有时间在治疗室外去运用自己所学的知识，使治疗引起的改变有机会持续地发生在两次治疗之间。此外，还可以借助实践中的应用，发现可能存在的问题，进一步在会谈中解决。因此，检查家庭作业相当重要。如果治疗师忽略家庭作业的检查，就相当于向患者释放一个信号——这个家庭作业并不重要，容易导致患者敷衍了事，家庭作业就形同虚设了。

在检查作业中，治疗师通常会聚焦在四个方面：①让患者报告他们完成家庭作业的情况。如果患者不能够完成所有的作业，那么了解其中的原因是非常必要的。治疗师要确认作业的量对他们是不是太多，以及作业的难度是否合适。如果患者没有完成任何作业，那么还要评估患者完成作业的动机，运用动机激活进行干预。②完成的具体情况，重点了解患者是如何运用知识的。③作业的收益。完成作业的目的，是为了让患者能够从中获益，因此需要了解患者完成作业的感受，是否给患者带来好处。④确认问题。确认患者在实施改变时存在的问题，让患者能够在会谈中得以解决。

　　治疗师：接下来，我们一起讨论一下你的家庭作业，你完成得怎么样呢？

我们回顾一下。

患者：好的。（拿出作业）

治疗师：每天早上都有阅读这张笔记吗？

患者：我都做到了。

治疗师：你可以坚持阅读这个内容吗？

患者：当然可以。如果我想到自己无法康复的时候，就提醒自己，我也许可以做些事情去改变我的未来，尽管不容易，但我可能可以实现80%，甚至更多，而我的治疗师也会帮助我。

治疗师：非常好。这个作业是否带给你帮助了呢？

患者：是的，我现在对自己的信心大了一些，尽管有些时候我还是会觉得并不容易，但是我有足够的勇气去做更多的尝试。

治疗师：很好，看来你正在发生积极的改变。那么，第二个事情是，和你的家人分享对康复的理解。

患者：这个我没有这样做，每当我想去做的时候，我感觉到有点担心。

治疗师：你担心什么呢？

患者：我觉得他们不会理解，并会笑话我。

治疗师：好的，让我把这个担心记录下来，一会我们可以花一些时间来讨论这个想法，看看如何处理这个担心。

患者：好的。

治疗师：那么最近一周你是否还遇到了其他的问题？

患者：是的，我对于这个概念并不是很了解。

治疗师：好的，同样地，我们先把这个问题记录下来。

　

治疗师对患者的家庭作业进行检查，并在接下来的谈话中讨论了如何解决问题。有些时候，家庭作业的检查是比较简单的，但有些时候，我们可能会花费很多的时间去讨论，甚至可能是整个会谈的时间，这样的目的是为了保证患者能够掌握这些内容，并得到更好的运用。

此外，我们会借助作业，评估患者对上次会谈的理解。治疗师会询问患者对上次内容的记忆及理解，例如"从上次的会谈中，你学到了什么""你对什么样的内容印象深刻"。如果患者不能回忆上次会谈的重点，那么治疗师可以让患者翻看上次的会谈记录以及笔记。对上次会谈内容的回忆，可以连接两次会谈内容，呈现一个完整的治疗计划，让患者感受到治疗的推进。

（三）跟进目标

帮助患者制订康复的目标是非常重要的任务，而跟进目标是让患者清晰感受到自己的进展，体会到随着治疗的深入，慢慢接近乃至于实现自己的短期或长期的目标,这样做对患者的努力是非常重要的肯定。其次,让患者保持动力,参与到康复的训练当中。如果学习的内容没有促进目标的达成,会造成患者置疑目前付出的努力,降低治疗的动力。最后,跟进目标,还可以及时发现可能存在的问题,并得到及时的处理。

治疗师:关于准备明年5月份的会计证考试,你目前进展得怎么样呢?

患者:还是比较顺利的。

治疗师:好的,让我们回顾一下,你在上次会谈提到会去报一个备考的培训班,那么现在进行得如何?

患者:我咨询了我的同学,他们给了我一些很好的建议,我对比其中两家培训机构,其中一家价钱和培训的设置都比较合适,所以我已经决定选择这家了。

治疗师:好的。那么这当中是否遇到了什么难以处理的问题?

患者:是的,价钱是我纠结比较久的事情,不过现在已经不是问题了,我的男朋友可以资助我一部分。(微笑)

治疗师:你有个慷慨的男友。(微笑)

患者:是。

治疗师:那么接下来你需要做些什么?

患者:接下来,就是按照培训班的课程表去上课了。

治疗师:这对你来说,可能会遇到什么困难吗?

患者:可能是时间上的安排,不过我想先拿到课程表之后,才能确定下来。

(四)确定目前需要解决的问题

确定患者该次治疗需要解决的问题,商定是否需要花些时间讨论这些问题,如果问题超过治疗范围,讨论寻求解决的途径。

治疗师:非常高兴见到你。

患者:谢谢,我也是。

治疗师:最近过得怎么样,是否有一些让你感到愉快的事情?

患者:嗯,是的,我去练了瑜伽,每天晚上做好练习都让我感觉很轻松,而且在那里我还见到了小学的朋友,你知道吗,我们虽然在同一个城市,但是已经好久没见了。

治疗师:这种感觉太棒了。

患者:是啊,太棒了。我们还互留了联系方式。

治疗师:那么,从上次会谈到现在,是否遇到一些让你感到困难的问题?

患者:(思考)是的,有这么一件事情,我想知道我是否应该去参加我朋友的婚礼。

　　治疗师:(确定问题的重要性及影响)这让你感到烦恼?

　　患者:是的,虽然只是一点点,但我确实不知道是否应该去。

　　治疗师:(确定问题是否要马上处理)你希望我们在这件事情上花一点时间讨论一下吗?

　　患者:是的,我想这样。

　　治疗师:好的,除此之外,是否还有其他重要的事情。

　　患者:没有了,就这些了。

　　治疗师需要评估哪些问题是重要的、紧迫的,澄清问题对患者的困扰程度,并商定是否需要马上解决它。如果决定要在议程中增加这个内容,那么可以进一步与患者商定时间,用以保证我们主题能够继续。例如询问患者"你希望用多久的时间来讨论这个问题,以保证我们设置的主题的开展"。

　　这里要强调的是,尽管每一个模块的练习都有具体的任务及目标,但对于患者来说既紧急又重要的问题,我们可以进行紧急处理,当问题得以解决,再重新回到原来的模块继续治疗。必要时,患者也可以按照自身需要,同时接受其他方案的治疗,如家庭治疗以获得家庭关系的调整。

(五) 设置主题

　　为每次的会谈设置主题,是为了让患者清楚治疗过程,并且让患者参与到结构化的治疗中。在首次会谈中,向患者解释这样做的原因是有帮助的。

　　治疗师:在每次会谈中,我们都会设置主题,决定我们要谈些什么,这样做的目的是为了让会谈聚焦在我们共同关心的问题上,确保我们有足够的时间去完成,而不会被其他并不重要的问题所干扰,你觉得这样可以吗?

　　关于主题的具体设置,可以根据患者的实际情况进行调整,包括各个会谈主题所需的时间以及会谈内容的顺序。例如,原本建议用一次会谈时间去帮助患者制订个人目标,但发现患者在制订合理的目标上显得很困难,那么可以在下次的会谈中继续进行,而不是延长该次的会谈时间。另外,患者可能出现急需处理的问题,并影响他无法聚焦在原先设置好的主题讨论中,那么治疗师可以将相应的主题顺延到下次的会谈当中。

　　有些时候,患者对部分模块的内容比较熟悉,那么也可以适当地缩减时间,但并不是直接跳过。治疗师可以对患者关于主题理解的程度进行评估。总而言之,治疗中时间上的安排应该是灵活的,按照具体的情况进行合理的调整。

（六）总结及制订家庭作业

我们建议在每次会谈结束前留下十分钟的时间进行总结。总结内容包括三个方面。首先，对会谈重点内容的概括。在会谈早期时，由治疗师对整个会谈做最后的总结，强调会谈中的重点。而后续的会谈，可以逐渐引导患者做总结，并把这个任务过渡到患者身上，鼓励患者进行概述，治疗师做补充。其次，对会谈的反馈。治疗师应积极寻求患者的反馈，反馈主要集中在患者对内容的理解程度以及相信程度两个方面。这不仅让患者有了及时表达误解的机会，也让治疗师能够及时对此予以纠正。有些时候，患者可能会对会谈的内容产生负性的反馈，那么治疗师要先确定问题在哪里，然后加入到下次会谈的议程中，根据患者的反馈做出适当的调整。再次，根据主题的内容制订相关的作业，有些作业可能在会谈中间就已经拟定了，那么治疗师记得要进行汇总。

治疗师：我概括一下我们今天谈了什么。我们了解了常见的精神科药物的种类，包括抗精神病药、心境稳定剂、抗抑郁药和抗焦虑药等，还解释了这些药物是如何通过大脑的神经递质发挥作用的。我们讨论了服药的利弊以及与实现治疗目标的关系。现在我想确认一下，你是否认为这些内容是可信的、有帮助的？

患者：嗯，是的，现在我对药物了解得更多了。

治疗师：好的，那对上面某些内容是否有不清楚的呢？

患者：都清楚了，但是我想到一个问题，很多人吃药会有依赖，我担心药物越吃越多，越吃越久，那一辈子就完蛋了。

治疗师：如果是那样，那真的很糟糕，你觉得是否把这个问题放到我们下次的会谈中？

患者：是的，我想下次谈谈这个问题。

治疗师：好的，还有其他的问题吗？

患者：没有了。

治疗师：现在我们来看看，要把哪些内容写进你的家庭作业清单。阅读小册子和治疗要点；查一查我正在服用的药物，它们属于哪个种类；向家人询问自己服药前后有哪些改变，并添加到药物的利弊分析中。

患者：好的，我已经记录下来了。

治疗师：你觉得完成这些作业是否可行而且有帮助？

患者：是的，为了我的康复目标，我会去做这些事情。

治疗师：非常好，这样做会让你感到困难吗？

患者：可能有一点，实际上我的家人不愿再提起我生病时发生的事情，他们可能有些担心。不过,我想如果告诉他们这么做的原因,他们会很愿意去帮助我。

　　会谈结构的顺序,可以按照治疗的需要进行调整,但是一般来说,所有的步骤都会在一次会谈中涉及。此外,对于新手治疗师来说,在会谈结构的时间安排可能是比较有挑战的。根据工作经验,每个部分所需时间设置可参考下面的内容。如果患者难以保持 50~60min 的关注,可以根据实际情况进行删减(表 1-1)。

表 1-1　会谈的时间安排

项目	时间 /min
问候	1~3
检查作业	4~8
跟进目标	1~3
设置主题	1~2
学习新材料并复习旧材料	30~40
总结及制订家庭作业	6~10

六、治疗场所

　　治疗场所应选择较为方便的地方进行,如心理健康中心、心理治疗室等,最好是环境舒适、光照良好且私密性良好的地方,治疗师要确保创造一个安静而不会受到打扰的环境,这有利于学习和进行训练。

七、时间设置

　　通常一次会谈持续 45~60min,具体时间长度应由患者的接受程度和学习能力所决定,有些患者可能存在注意缺陷、阅读障碍或其他一些问题,那么可以在课程中间设置一些休息时间,或者设置较为简明扼要的主题,也可选择进行高频率、短时间的会谈,如每周 2~3 次,每次 20~30min 的会谈。

八、治疗师的角色定位

　　IMR 治疗师的角色应该是与患者地位平等的合作者,同时治疗师要力争让患者在治疗过程中把握主动权。为了实现这一目的,治疗师应将患者看作是疾病的专家,而治疗师是 IMR 的专家,这样的合作关系对于治疗的成功是非常关键的。治疗师在整个治疗过程中,始终关注患者自身的需求,帮助患者制订具体的、可行的、明确的目标,这些目标为治疗师的干预提供了方向,也为患者的改变提供了动力。治疗师通过提供支持、理解和新的策略,帮助患者解决现有的困难,并将学到的技术付诸行动,逐步实现康复目标。

一个成熟的治疗师还需要扮演一个积极投入的指导性角色。比如当治疗师敏锐地察觉到家庭成员的支持对患者改变的重要性时,治疗师可以按照实际情况将患者可利用的家庭成员纳入到治疗的会谈当中;某些时候,治疗师还需要主动寻求主管医师的加入,以确定一个有利于康复的治疗方案。

九、患者的承诺

为了保证治疗的开展,我们希望患者能够遵循治疗中的时间设置。患者能够为治疗安排好时间,承诺能够在持续一段时间内按时参加治疗,这样做是为了保证治疗的延续性以及患者的获益最大化。

第二章

康复策略

大多数的精神分裂症患者会经历一次以上的复发,而且复发次数越多,康复的难度越大,患者对自己康复结果的态度就越不乐观。而这种悲观的心态,往往会降低患者的治疗依从性,加重他们的社会退缩。因此从个人康复以及治疗的介入而言,帮助患者正确看待康复过程,让患者看到康复的希望是非常重要的。

本章的主要目标是帮助患者树立康复的希望,建立信心。治疗师需要恰当地运用动机策略、心理教育策略、认知行为策略以及家庭作业等技术,来调动患者内部和外部的资源,促进患者建立对康复的期待,促使患者投入到以后的治疗当中。调动患者内部资源主要指帮助患者制订个人目标以及实践个人目标;而调动患者外部资源主要指寻找促进患者康复的策略,如参加自助项目,发展支持系统等。

一、内容与结构

"康复策略"的设计,是为了增加患者改善生活的信心,建立康复的希望。治疗师将帮助患者了解并拓展康复的定义,理解康复的重要性,制订个人目标,并付诸行动。

本章分四个会谈进行讨论:①康复的重要性;②康复的策略;③制订个人康复的目标;④实现目标的策略。在具体每次的会谈当中,治疗师需要遵循会谈的结构,这样做的目的是为了让患者明白治疗的步骤以及保证治疗按照设置的目标进行,过于开放的谈论容易造成主题不明确,使治疗缺乏重心。

二、治疗中的策略

(一)动机策略

这个主题的动机策略着眼于帮助患者确定治疗可以给他们带来好处,同时建立完成目标的信心。有些患者在接受治疗之前,可能接受过其他治疗,甚至有过失败的、沮丧的治疗经历,这时候需要治疗师能够激发患者的动力,鼓励他们参与到治疗中,让他们相信"努力是必要的,并且值得的"。对于一些改变困难的患者,治疗师可以鼓励他们监测自己在治疗中进展的程度,此种方法可以帮助他们获取改变的动力。

在本主题中,动机策略包括四个方面的内容:①回顾之前的挑战,了解患者过去如何处理所遇到的困难;②接纳过去的遗憾,并表示共情(empathy),帮助患者着眼于未来,并付诸行动;③帮助患者确认目标,并理解目标的意义;④帮助患者分解目标,并付诸行动,让患者感受治疗中的进步。

(二)心理教育策略

为了让患者更好地学习精神康复的内容,心理教育要注意以下几点:①时间设置。保证有充分的时间去讨论交流每个内容。在每节课结束前留有一定的时间,检查患者对每一项会谈内容的理解;并且,留出足够的时间协助患者完成练习。②分解内容。如果内容太多的时候,治疗师应将其分解成若干小点,以合适的节奏进行讨论,保证治疗师和患者可以进行充分地交流,并获得反馈,阶段性地评估患者对内容的理解程度。

(三)认知行为策略

本主题的认知行为策略包括以下内容:①帮助患者明白他们应该如何去制订康复策略,运用角色扮演(行为策略)向患者示范如何实践这些策略。例如,如何增加社会支持。治疗师和患者共同设计一个适宜的环境,让患者有机会进行练习,如通过电话邀请朋友一起活动,在实际行动之前,治疗师可引导患者通过角色扮演来预演通话的过程。②帮助患者制订和分解目标,并设计实现目标的策略。鼓励患者要按照自己设定的目标不断努力,实现自己的目标。在整个治疗的过程中,治疗师应追踪患者实现目标的进展,并及时地协助患者解决问题。③及时发现阻碍患者实现其目标的歪曲认知和非适应性行为,帮助患者进行认知重建(cognitive reconstruction)或行为调整,进而更好地实现目标。

第二节　会谈:康复的含义

会谈的目标是为了拓展患者对康复观念的认识,提升他们康复的信心。治疗师旨在帮助患者理解康复的含义,结合患者生活经历和实际情况,制订康复目标,并以此为导向,鼓励患者追求和实现自己的目标。我们将重点介绍关于康复的理念以及讨论患者对康复的看法,借此来拓展患者对康复的理解。有些患者将康复目标仅仅限制在症状的消失或者不再服药,那么治疗师妥善的处理方法是在表达理解患者的同时,强调康复要覆盖生活的不同层面。需要向患者传递一个重要的概念,即疾病只是生命的一部分,即使患有精神疾病,也可以通过努力,过上有意义的生活;即便是症状未能完全消失的情况下,依然可以追求自己的生活。

下面描述了康复的理念。借助这些材料,治疗师可与患者讨论康复的定义,并发展更多关于康复的理解,引导患者将材料和个人的生活联系起来,进而让患者更深刻地理解其康复的意义。

> ☑ 精神疾病的康复跟流感的康复是不同的,是生活以及身份的恢复。
> ☑ 康复对我来说就是拥有良好的人际关系,能够享受我的生活。
> ☑ 我不想生活在过去,而是关注我的未来。
> ☑ 独立是我康复过程中重要的部分。
> ☑ 对于我来说,康复就是不再有精神症状。
> ☑ 康复是一系列的变化,有些时候这些变化是细微的,如煮饭、散步、规律生活。
> ☑ 精神疾病是我生命中的一部分,但不是我生命中的重心或全部。
> ☑ 康复是拥有自信和自尊,可以对这个世界有所贡献。

治疗师:今天我们的主题是讨论精神疾病康复的意义。我们将通过这次的讨论,更深刻地理解康复的目的,那么对你来说康复意味着什么呢?

患者:我觉得康复就是我好了。

治疗师:好了是指什么呢?

患者:就是我不用再吃药了。

治疗师:听起来不用服药对你来说是件重要的事情。

患者:是啊,好多的病友也是这样说的。

治疗师:嗯,在很多人的印象当中,只有不再服药才是康复,你觉得是这样吗?

患者:难道不是这样的吗?我一直都是这么想的,我服着药,所以我就是个患者,就是没有好。

治疗师:嗯,举个例子,我有一个患高血压病的朋友,他需要长期地服药,但是他有自己的工作、家庭和娱乐,那么你觉得他是不是好的呢?

患者:应该是好的,他有很好的生活,看起来什么都有了。

治疗师:那么,这跟你刚才对康复的理解有些不同。

患者:好像是这样的,你是说康复不应该局限在是否服药的问题上,对吗?

治疗师:是的,服药是生活中的一部分,服药是为了能够稳定症状,减少复发,能够为追求自己的生活提供保障,但生活远远不只是服药,而停药也不是唯一的目的,康复应该覆盖生活的不同层面。那么你能不能说说康复的其他意义?

患者：嗯，康复还意味着我可以享受不错的生活。

治疗师：非常好，那么不错的生活是什么样的呢？

…………

治疗师：这里，还有一些关于康复的理解，我们可以来看看，是否对你同样的重要（提示卡中的内容）。你可以读读上面的内容吗？

…………

通过引导式发现，患者可以从别人的例子里认识到他关于康复理解的局限性，并借此拓展他的认识。康复的意义是具体的，当患者描述过于抽象的时候，治疗师可帮助患者进行具体化，常用的表述是："如果你有能力实现这样的目标，那么生活将是什么样的？" 此外，有些患者的目标可能是不切实际的，但是治疗师理解患者的需求非常重要，尤其在治疗刚开始的时候，这有助于建立良好的关系。在案例中，我们并不否认患者关于不用服药的期待，而是让患者明白康复并不局限在停药的目标上。我们清楚最终能够完全停药的精神分裂症患者只占少数，将目标锁定在不用服药的目标上，治疗将会遇到很大的困难，容易动摇患者治疗的信心。我们重要的任务是将康复的目标覆盖到生活各个方面，让患者有希望，有信心去追求更多有意义的生活。毕竟，相当一部分的患者是可以在服药的情况下，过着有质量的生活。

尽管如此，有些患者依然会表现出对治疗消极的态度，尤其过去有过负性经历的人，对于这部分的患者可能需要更多的努力，才能使他们参与到治疗当中。因此，治疗师要对患者消极的经历或态度表示理解，表达对患者过去问题的共情，并在会谈中强化积极的理念，帮助患者着眼于未来，增强对康复的信心。

治疗师：你是说你并不认为自己可以康复，是吗？

患者：是啊，过去发生了那么多的事情……（叹气）

治疗师：你愿意谈谈吗？

患者：那是我的初恋。我中专毕业的时候，认识了一个男生，他追求了我一年，后来我答应了，可是我们在一起两年后，他竟然跟另一个女生在一起了，他没有直接告诉我，而是托别人告诉我，并且让我不要再找他。那时候我身体不好，在住院。（低着头，啜泣）

治疗师：我想那段时间对你来说很煎熬。

患者：是的，他没有任何的解释，我只是从别人的口中知道了他和别人在一起了。

治疗师：当时你找过他吗？

患者:我找不到他,他就像消失了一样,我给他打电话,可是每次都是他的女友听的电话,她用很难听的话侮辱我,当时我受不了,还晕过去了,但他一直都没有出现过。

治疗师:当时你感到很痛苦。

患者:我很害怕再见到他,甚至害怕去过我们曾经去过的地方。

治疗师:非常抱歉让你想起这么糟糕的经历,那么现在你有什么样的想法?

患者:我总觉得这件事情没有结束,即使实际上已经结束了。但他没有对这段感情再说过些什么,我曾经让我的表姐去找过他,他说如果我还烦着他,他会让我吃不了兜着走,他竟然说这样的话。

治疗师:这让你伤心透了。

患者:是的。

治疗师:我能理解你的感受,那确实是一段糟糕的经历。

患者:很糟糕,每当我一想起这件事情,总是很难过。

治疗师:如果我们现在能采取一些行动,你希望以后会是什么样的呢?

患者:那我希望不再是活在过去,我可以专注我的现在,我的将来。

治疗师:那将是一种什么样的生活呢?

患者:我想,可以不再为疾病而感到困扰,我可以跟我的家人、朋友很好的相处,可以去工作,享受我的生活……

治疗师:当你想到这里的时候,你看起来轻松些?

患者:是啊,要是可以实现这个愿望,我愿意付出任何的努力。

治疗师:特别棒,是的,实现这些虽然并不容易,但我们可以看看能做些什么,可能并不是100%地实现,但可能是80%、90%,你觉得呢?

患者:是的,我非常愿意做出一些改变。

为了强化患者对改变的意愿,治疗师让她总结了刚才讨论过的内容,然后整理出一张提醒的卡片,帮助她在对治疗有所迟疑的时候能够积极应对:

> "如果我想到自己无法康复的时候,就提醒自己,我也许现在可以做些事情去改变我的未来,尽管不容易,但我可能可以实现80%,甚至更多,而我的治疗师也会帮助我。"

当进行到患者依然对过去感到痛苦并且难以将注意力聚焦在当下以及将来的模块训练时,治疗师需要重新评估患者的需求。如果处理这部分困扰是重要且紧迫的,治疗的目标需要调整为减轻过去的痛苦,并在治疗中评估效果。如果该目标超过治疗师的能力范围,必要时可求助于其他的心理治疗师。

治疗师：那么，这段经历对你现在的影响有什么变化呢？

患者：好了一些。

治疗师：好的，那么之前糟糕的感受是否在自己可控的范围当中呢？

患者：应该大部分时间都是可以做到的，可能有些时候还是会想起来，总觉得这件事情还没有结束。

治疗师：我能理解，你可以试着将自己想说的话一五一十地写下来，然后放入信封中，最后把它烧掉，你愿意试试看吗？

在会谈结束前对所有的内容进行简要的总结。治疗师会在前期更多地主导这个工作，强调会谈的重点，与患者共同制订与主题相关的作业，结束时重申设置作业的作用，这样能增加患者完成作业的可能性。

治疗师：今天谈话的时间到这里也差不多了。我们今天一起讨论了关于康复的定义，你是否有什么新的收获呢？

患者：好的，我觉得今天有一个非常重要的收获，康复并不仅仅是停止服药，不再有精神疾病的症状，康复还意味着我可以经济独立，拥有良好的人际关系，组建我的家庭。

治疗师：是的。康复不仅仅是症状的缓解或者消除，而且还覆盖了生活中更多的方面，你的经济能力、人际关系以及家庭等等。

患者：以前我确实认为精神疾病的康复，就像是流感一样，症状没有了就好了。

治疗师：嗯，是的，精神疾病与流感的康复还是不同的，精神疾病的康复还包括了身份上的康复。

患者：（点头）其实我的家人和我有着一样的看法。过去，我们把很多的希望都寄托在能够把病治好，我们忽略了很多。

治疗师：嗯，这是个普遍存在的现象，跟家人讨论一下康复的定义，你觉得怎么样？

患者：可以，我觉得有这个必要。

治疗师：这么做的好处是什么？

患者：可以让我的家人知道得更多。

治疗师：很好，还可以让你复习一遍今天的内容。

患者：是的。

在制订家庭作业时，患者可能会高估作业的难度，为了保证患者最大可能地完成作业，治疗师会向患者确认完成作业所需的时间和准备，提出过程中可能会遇到的困难,并帮助患者聚焦问题,解决问题。

治疗师:你可以把这些提醒录入自己的智能手机里或者设置成屏幕照片吗?

患者:嗯,不错,我确实经常使用我的手机,这样容易看到这个提醒。

治疗师:是的,除了必要的时候,能不能每天花一点时间阅读一下这张笔记来提醒自己呢?

患者:可以。

治疗师:这要花费你多长的时间?

患者:十秒钟吧。

治疗师:你想在一天当中什么时候读一读?

患者:早上。

治疗师:好的,每天花十秒钟的时间阅读一下笔记,你能够完成吗?

患者:我想是可以的。

治疗师:好的,那我们把它写到家庭作业清单里。

在这一部分的会谈中,治疗师根据患者的实际情况制订了与主题相关的作业,还帮助患者细化作业的流程,以增加完成作业的概率。在实际工作中,如果治疗师认为患者有可能完成不了某项作业,那么可以把它设置为可选做的作业,或者减少作业,或者根据患者的实际情况对作业进行分解,或者谈论更多关于完成作业的准备工作。但同时注意作业的布置要围绕患者确定的目标来循序渐进,在尽可能让患者完成的同时设置一些挑战,并使之与患者设置的目标相关联,提高患者完成作业的动机。如果患者感到完成作业有困难,治疗师可以引导患者分析,并调整作业内容,再次和患者一起评估完成作业的可能性。

治疗师:某些时候你会对自己的康复感到沮丧,我们刚才写下的笔记就是为了让你在对康复感到沮丧的时候来提醒自己(上面卡片的内容)。你会通过什么样的方式来做到这点呢?

患者:嗯,我想我可以一感觉到沮丧的时候,就拿出来看看。

治疗师:这对你来说有困难吗?

患者:有可能我根本就想不起来,或者我不记得它会被我放到哪个角落上去了。

治疗师:你可以把它录入到自己的智能手机里或者设置成屏幕照片吗?

患者:可是我并不怎么懂得使用智能手机。

治疗师:那我们可以有别的方法来提醒自己吗?

患者:或者我多抄写几张卡片贴在我的书桌上?

治疗师:这是一个很棒的主意。还有别的方法吗?

患者:我也可以贴在我的镜子上,这样我早上起来梳头的时候就能看到了。我还可以让我的家人也帮忙提醒我。

治疗师:太棒了。很高兴看到你为这个事情开动脑筋并想出了这么多法子。其实我们还可以借这个机会学习一下怎么使用智能手机,因为这也有助于我们以后更好地和别人进行交往和联系,对吗?

患者:是的,我可以让我的家人教我怎么使用智能手机。

治疗师:但是,我们首先还是可以多抄写几张贴到比如镜子这些地方,在每天早上梳头的时候看一下来提醒自己。那么多抄写几张卡片可能花你多长时间?

患者:十来分钟吧。

治疗师:这个是你可以做到的吧?

患者:是的,专心抄写十分钟时间我还是能做到的。

治疗师:那阅读这个笔记会花你多长时间呢?

患者:十秒钟吧。

治疗师:好的,每天花十秒钟的时间阅读一下笔记,你觉得能够完成?

患者:我想是可以的。

治疗师:好的,那我们把它写到家庭作业清单里。

可供选择的作业内容参考:

☑ 与家庭成员讨论康复的意义。

☑ 根据对康复的理解,为 IMR 设计一个封面。

☑ 写下关于康复的策略(为下次会谈作准备)。

第三节　会谈:康复的策略

上次会谈,治疗师引导患者拓展了康复的定义,而本次会谈的目标是帮助患者了解康复的策略,也就是说,让患者了解通过何种方式来达到自己的康复目标。如果患者在之前已经有过相关的尝试,那么鼓励患者继续尝试或继续使用那部分行之有效的方法。

在开始新的会谈前,做一个两次会谈间的衔接是很重要的,即回顾上次会谈的内容,这样做可以让患者回忆前面会谈的重点,了解其掌握的程度,同时也能让患者明确该次治疗的计划,感受治疗的推进,同时确认患者对主题的态度。

治疗师:上次会谈中我们谈到了康复的定义,你是否还记得当时你对康复的理解?

患者:我记得,康复包括了精神疾病症状的控制,独立地支付我的生活开支,拥有良好的人际关系。

治疗师:是的,非常好。那么,你是否有想到更多的关于康复的理解呢?

患者:暂时没有了。

治疗师:好的,当你有更多的想法,你可以把它增加到我们的康复定义的清单里。

患者:好的。

治疗师:上次会谈有什么让你感到困扰的吗?

患者:没有,我想还好。

我们将和患者谈论关于实现康复的策略,结合患者自身的经历,挖掘他曾经尝试过的有效方法,促使患者使用那些有效但没有充分运用的方法。治疗师的任务是让患者认识、实现康复目标过程中可采取的策略,激发和维持患者对治疗的信心。其中具体的策略,我们会在后续的会谈中逐步练习,如药物自我管理、预防复发、建立良好的社会支持网络等。

治疗师可以询问下面的问题,引导患者思考康复策略,以及总结以往尝试过的方法:

✅ 上次我们讨论了关于康复的定义,你认为有什么具体的方法可以实现康复的目标(某一个具体的康复目标)?

✅ 为了实现康复,你曾经都做过些什么样的努力? 哪些是有效的,哪些是没有效的?

治疗师:你认为用什么样的方法可以让你拥有良好的人际关系?

患者:(思考)我不大清楚。

治疗师:在你身边有没有这样一个人,你认为他有着不错的人际关系?

患者:嗯,有的,我的表姐,她的人缘一直很好。

治疗师:她为什么能够有很好的人缘,她身上拥有什么样的优点呢?

患者:她是那种看起来很有活力,很热情的人,她可以很容易让气氛变得很活跃。

治疗师:嗯,哪一方面是你能学习的呢?

患者:好像哪一方面都很困难。

治疗师:确实不容易。如果你拥有改变自己的能力,你最想改变什么?

患者:我想让自己也变得有活力,同时还要有很强的社交能力。

治疗师:很好,如果要自己变得有活力,有什么样的方法呢?

患者:我想不到,我觉得好像没什么会让我变得有活力。

治疗师:仔细回想一下,什么时候你会感觉更有活力?

患者:嗯,去玩的时候?

治疗师:你能说得更多一些吗?

患者:我觉得每次跟朋友去唱K,都会让我感到很兴奋,其实当我有这样的计划开始,我就觉得自己会更有活力。

治疗师:很好,还有其他吗?

患者:运动会让我更有活力,我很喜欢跑步,但是我已经很久没有去了。

治疗师:很遗憾,运动既然能够带给你这么积极的改变,那么你是否想往后继续做呢?

患者:我想我会试试看,过去,我确实没有好好想过这个问题。

治疗师:好的,能够让你感到活力的活动是否存在什么共同点呢?

患者:这些都是我感兴趣的事情,娱乐或者运动。

治疗师:很好,看来你找到了一些方法可以让自己感到有活力。你可以把它记录下来。

患者:好的。(记录)

治疗师:你会如何去计划这些活动呢?

患者:我可以每天做一件事情,可能是运动,可能是和我的朋友约定去玩,如果是每天都去做的话,运动可以做得更多一些。

治疗师:很好。你可以用多少时间去做呢?

患者:半个小时,我喜欢夜跑。

治疗师:好的,每天晚上花半个小时去夜跑,我们同样把它记录下来。

患者:(记录)

治疗师:接下来,我们再来看看有什么样的方法可以让你有更强的社交能力。

治疗师继续引导患者思考,探索何种途径可以促进患者的康复,并结合实际情况,鼓励患者实施康复策略。某些情况下,实施康复策略是具有挑战的,这需要治疗师花更多的时间,帮助患者制订可行的计划(表2-1)。

表 2-1　常见康复策略举例

常见的康复策略	举例说明
1. 参加自助项目	我加入了一个支持性团体,每个成员都是精神分裂症患者,在那里我感觉很舒适,每个人都能理解我曾经的经历。在我有困难的时候,他们给了我很多的建议
2. 保持活力	我发现自己做越多有活力的事情,感觉就会越好。我每天给自己设置活动计划,做一些我想要去做的事情,包括工作和娱乐
3. 发展支持系统	我可以和朋友以及家人交流,或者一起做些事情。有些时候,我需要用心去维系这些关系,与他们保持联络
4. 保持身体健康	当我少动,并且吃太多垃圾食品之后,我会觉得自己很懒惰,所以营养均衡的饮食和适量的运动让我感觉很棒
5. 留意周围环境的影响	安静的环境会让我感到舒适,而嘈杂的声音会让我变得很不安。当有一些人在我身边让我感到烦恼,我会尽量少和他们相处
6. 娱乐活动	我不能只是工作,每个周末我都会和我的太太去看一场电影
7. 创造力	我喜欢写作,这可以让我畅快地表达自己的情绪
8. 心灵寄托	教会、沉思、静坐或者亲近大自然,都让我找到了心灵的寄托
9. 持续接受治疗	我选择了一些治疗,如参加自助项目和服用药物。这些让我更加坚强地去接受每天的挑战

第四节　会谈:确定目标

本次会谈主要介绍了如何帮助患者确定个人目标。个人目标是治疗所追求的结果和所要达到的目的。目标的确立,在治疗过程中非常的重要。首先,目标使患者意识到改变的方向;其次,个人目标还是评估治疗进度以及康复疗效的有效工具。明确的目标可以促使患者主动参与到治疗中,与治疗师积极合作,协调一致,有利于建立良好的治疗关系。

确定目标常用的方式是先确认患者在生活领域中不满意的地方,根据具体的问题制订相应的目标。疾病往往会消耗患者很多的时间和精力,使患者难以聚焦在别的生活事件当中。在这里,我们要强调患者设置的目标并非局限在疾病的范畴,例如如何应对幻听、监控疾病的复发等,而是覆盖生活的不同方面,治疗师尤其要关注患者控制疾病以外的目标。使用生活领域满意度评估表(表 2-2),帮助患者审视自己不满意的生活领域,并制订相应的目标。例如患者对友谊感到不满意,那么可以将改善人际关系作为目标。

表 2-2　生活满意度评估表

生活领域	不满意	满意	非常满意
友谊	☐	☐	☐
有意义的工作(带薪或志愿的工作)	☐	☐	☐
愉快的活动	☐	☐	☐
家庭关系	☐	☐	☐
居住条件	☐	☐	☐
心灵寄托	☐	☐	☐
经济	☐	☐	☐
社区归属感	☐	☐	☐
亲密关系	☐	☐	☐
创造力	☐	☐	☐
教育	☐	☐	☐
其他领域	☐	☐	☐

治疗师也可以询问患者以下的问题,帮助他们进一步思考:

☑ 你想建立什么样的人际关系?
☑ 你想在空闲的时候做些什么?
☑ 你想参加什么样的活动?
☑ 你想做什么类型的工作?
☑ 你想报读什么课程?
☑ 你想建立什么样的亲密关系?
☑ 你想要什么样的居住环境?
☑ 你想要改变自己的经济状况吗?
☑ 你想怎么样表达你的创意?
☑ 你想和家人建立什么样的关系?
☑ 生活中最满意的是什么?
☑ 生活中最不满意的是什么?
☑ 你想要改变什么?

这些目标可以是近期的,也可以是远期的;可以是小目标,也可以是宏大的目标。如果是宏大的或者远期的目标,要进一步帮助患者分解成一个个小的目标,或者近期可以完成的目标,这样可以让患者更清晰地看到自己努力的方向,并保持对目标的追求。

　　治疗师:你对自己有什么样的期望呢?
　　患者:我希望自己越来越好。
　　治疗师:什么才是越来越好呢?
　　患者:首先我得先独立吧。
　　治疗师:独立,你指的是哪个方面呢?
　　患者:嗯,经济的独立。
　　治疗师:如果要经济独立了,这意味着什么呢?
　　患者:意味着我得有份工作。
　　治疗师:有了工作,那么就有了一份收入,这就可以实现经济独立了,对吗?
　　患者:是这样的。
　　治疗师:好的,那你希望得到一份什么样的工作呢?
　　患者:我希望找到一份财务的工作。
　　治疗师:嗯,所以你的目标是找一份财务的工作。

　　制订目标时,首先选择那些短期内容易实现的目标,这样可以帮助患者建立信心;过大的目标不容易实现,而且需要较长的时间,如果一开始就这么做,可能会让患者感到压力,甚至质疑自己的能力。其次,要确认这个目标对患者是有吸引力的,这样才能促使患者为实现目标而努力。治疗师可以引导患者确认实现目标的动力。

　　患者:我希望自己会越来越好。
　　治疗师:你能具体说说吗?
　　患者:我一直以来都想去读大学,读自己喜欢的书,做自己喜欢的事情,之前因为考虑生计的问题,不得不放弃这个念头。
　　治疗师:你是说现在条件已经成熟,所以你想去读大学?
　　患者:不完全是这样,我年纪已经很大了。
　　治疗师:你多大了呢?
　　患者:35 岁。
　　治疗师:这并不老,一点都不老,我的朋友 50 多岁都还在读书。
　　患者:(微笑)是啊,我见过有些人很老了都在读硕士。
　　治疗师:我在 35 岁的时候,才拿到第二个学位,所以我想你可以做到。
　　患者:(点点头)嗯,我会去试试。
　　治疗师:这是你近期内希望完成的目标吗?

患者:不是,因为在这之前,我需要先考个会计证。

治疗师:所以在上学之前,你想先通过会计证的考试?

患者:是的。

治疗师:好的,那么实现这个目标会给你带来什么呢?

患者:这对我非常重要,我是会计师,如果没有一个执业证,就有很大的局限,很多大型的企业都会有这个要求,我可能会失去很多的机会。

治疗师:还有吗?

患者:(微笑)最直接的就是可以增加收入了,如果我有额外的精力,我还可以接外面的单,帮别的单位记账。

治疗师:听起来不错。

患者:是的。

治疗师:还有其他吗?

患者:没有了。

治疗师:好的,你觉得把这两个理由记录下来怎么样?

患者:好的。

治疗师:你知道我为什么要求你这么做吗?

患者:估计是让我更确定我为什么要去追求这个目标,可以做一个很好的提醒。

治疗师:是的,当我们清晰地理解目标的意义,我们会更有动力去追求目标,并努力解决一些困难(表 2-3)。

表 2-3 目标制订表

确定目标:通过会计证的考试
实现目标的意义: (1)工作的需要,可以获得大型企业的就业机会。 (2)增加经济收入。

有些时候,谈论目标并不是件容易的事情,因此可能在这之前需要多花些时间去了解患者的生活,可以参照下面的提问方式。根据这些问题的答案,治疗师可以询问患者是否有意愿继续去追求这些梦想,例如,患者说他曾想做一个兽医,治疗师就可以询问是否对动物还充满兴趣,并进一步询问他是否愿意利用业余时间在兽医诊所或动物养护中心做一些工作。

治疗师也可以这样问他们:

☑ 你住在哪? 你喜欢自己的居住环境吗?

> ☑ 你都跟谁一起玩？有没有想要花更多时间和他们在一起？
> ☑ 你的一天通常是怎么样度过的？有没有更想做的事情？
> 也可以探讨患者生病前的目标：
> ☑ 你小时候的梦想是什么？
> ☑ 之前你喜欢做什么？
> ☑ 你想要继续上学／上班吗？
> ☑ 你的人生梦想是什么？

　　有些患者会表现出对实现目标缺乏信心，治疗师可以帮助患者回忆他们之前得到的成就，肯定患者的优势。这些成就可以是很小的，诸如获得的奖励，甚至是更小的成就，例如做好家务、高中毕业、有某一领域的丰富知识、良好的理财能力、照顾他人等。

　　治疗师：你上次提到，希望自己可以实现上大学的愿望，对此你有信心吗？

　　患者：嗯，其实，我并不觉得我可以做到。

　　治疗师：为什么这么说呢？

　　患者：我发生了太多的不幸，我不觉得未来就会变好。

　　治疗师：你觉得以后的生活也会很糟糕？

　　患者：是这样的，你知道我发生了很多事情。

　　治疗师：是的，我明白那些事情对你来说太糟糕了。

　　患者：嗯。（点头）

　　治疗师：那么，在这之前的时候，你是否曾经有过例外的事情，我指的是一开始计划的时候你可能会觉得很困难，但是后来你完成了自己的计划？

　　患者：很少。

　　治疗师：你能再想想吗？

　　患者：嗯，可能有，但是一时间我想不出来。

　　治疗师：好的，这个星期你有没有做一些事情是值得被赞同的呢？

　　患者：嗯……我去参加瑜伽学习了。（低头，笑）

　　治疗师：看起来你并不十分认同。

　　患者：是啊，我不觉得这有什么。

　　治疗师：这很容易做到吗？你得让自己专注于老师的讲解，并尝试去跟随老师的动作。

　　患者：是的，这确实有点不容易，对我来说有点困难，但是我觉得应该很容易完成，别人都很容易就做到了。

治疗师:哦……当你和其他人进行比较,你会觉得这不值得一提,也不值得被赞同。

患者:嗯,是这样的。

治疗师:这是个公平的比较吗? 举个例子,你的脚踝受伤了,但是你不得不去参加运动会,那么你会要求自己跟平常一样,跟其他人跑出一样的成绩吗?

患者:虽然我想,但是我知道这是不现实的,我会对自己说,尽力了就好,这本来就很有挑战。

治疗师:没错。我想知道现在你是否有正当的理由来赞同自己。当我们生病的时候,我们很难做到一些曾经可以很容易完成的事情。这些事情的确需要你付出努力,比躺在床上需要更多的能量,因此,你做到的时候,你当然值得被赞同。

患者:可是在这之前,我会觉得很容易。

治疗师:是的,如果你没有了疾病或者其他问题的困扰,那就不一定要这么称赞自己了。但是如果现在的你去完成这些事情是有一点点困难的,那你就是值得被赞同的。

患者:我从来没有这么想过,但是我觉得很受用,我感觉自己并没有那么差。

治疗师:非常好。那么我想知道,你是否可能还忽略了其他一些同样值得被赞同的事情?

…………(继续发掘患者值得称赞的地方)

治疗师:那么,现在你对实现上大学愿望的信心有什么变化呢?

…………

在制订目标时,还需要确认这是否为患者的主动意愿。因为只有目标来自于患者的主动意愿,那么患者才会主动积极地参与到治疗中,并愿意为目标付出努力。然而在实际工作中,我们经常会遇到患者迫于外界的压力而做出改变,这种压力可能来自于家庭其他成员的要求等,这样会严重影响患者治疗的积极性。遇到这种情况,治疗师要指出问题,让患者思考目标的意义,找到自己改变的动力。如果患者同时有多个目标,则需要帮患者理顺短期目标、中期目标及长期目标分别是什么。把患者认为对自己最重要的目标优先进行干预。在这个过程中,治疗师要避免为患者做决定。因为只有患者自己认为重要的目标,患者才会在治疗的过程中有更强的动机去参与并克服困难。

治疗师:上次治疗时,你提到担心停药之后会导致疾病复发,但是你未来的公婆又要求你们现在就生育,因此你对怀孕这件事情感到很担忧。

患者:是的。

治疗师:他们不能理解你们为什么不要孩子。

患者:是的。不过我将会找机会告诉他们。

治疗师:你怎么知道他们非得要你生孩子呢?

患者:去年的这个时候,我告诉他妈妈,我们家族有三个小孩出生了。后来我男友告诉我,不要在他父母亲面前提这个事情,因为之前他们已经多次提到要我生育的事情,他们对这个话题很敏感。

治疗师:你男友多大?

患者:39 岁。他之前有过一段婚姻,也有一个孩子。

治疗师:你呢?

患者:36 岁。

治疗师:除了男友和他的家庭要求,生育对你本身而言是否真的很重要?

患者:其实我并不想冒着复发的风险去怀孕,但他们一直要求只有在我能够怀孕之后,我们才能结婚。

治疗师:也就是说,你是迫于家庭的压力而做的决定?

患者:可以这样说,当然我也认为怀孕对一个女性来说是非常重要的,但是这不是我现阶段一个非常迫切的事情。

治疗师:好的,我明白了。在治疗过程中,如果你的改变只是迫于外部的原因,这会让你对努力感到迟疑。只有来自你内心需要的改变,这样的治疗才会更加有意义,而不是仅仅为了实现别人的目标。

患者:是这样的,否则我有种被押着去做的感觉。

治疗师:嗯,那么你现在会如何去看待这个事情呢?

患者:我想在这之前,先和家人谈谈我自己的看法,我想这是我的生活,我有必要让他们知道我自己的想法。

治疗师:这是个很好的主意。那我们把这个设置为你的家庭作业,怎么样?

患者:好的。

第五节 会谈:实现目标的策略

在完成了目标制订的基础上,在这个会谈中我们将围绕问题解决法的七个步骤,帮助患者订立循序渐进的治疗计划,实现患者的个人目标。具体步骤如下:①制订具体可行的目标;②记录实现目标的动力;③列出至少三个实现目标的方法;④评估各种方法的利弊;⑤衡量各种可能性,选择可以实现目标的最佳方案;⑥按计划执行,准备实现目标的条件,例如什么时间开始? 是自己独立完成还是希望别人参与? 需要什么样的资源? ⑦设定一个日期来评估进度。

在上次会谈当中,我们已经与患者讨论了前面的两个步骤。接下来,我们会和患者讨论实现目标的方法。常用的做法是罗列至少三种可能实现目标的方法,并评估每种方法的利弊,以便患者可以选择实现目标的最佳方案,最终的方案可以是一种方法,也可以是综合或者整合后的方法。

治疗师:我们来头脑风暴一下,想想有什么样的方法可以帮助你通过考试,暂时先不考虑这个方法是否真的可行。

患者:好的。我想可以自学,但是这会有些难度。

治疗师:好的,可以自学。那么你还想到了什么其他的方法呢?

患者:报个培训班,这样也不错。

治疗师:很好,你还能想到更多的吗?

患者:买一些网络课,我记得有个朋友这么告诉过我。

治疗师:非常好,还有吗?

患者:暂时还没有想到。

治疗师:好的,那么刚才你已经找到了三种可以帮助你实现目标的方法,包括自学、报读培训班以及买网络课。接下来,我们分别来看看每种方法有什么样的好处和坏处。

患者:好的。自学最大的好处是,我可以省去一笔费用,但是最大的麻烦是我定力不够,我容易分神,而且我会觉得不知道从哪里开始学习,因为有太多的内容了。

治疗师:所以这个方法的好处是省钱,坏处是内容太多而不知如何开始,而且自学容易分神,我们可以把这些内容分别填写在这个表格里。

患者:好的。(填写中)

治疗师:用这样的方法,你再来评估另外的两种方法。

患者:好的。

……

治疗师:我们已经完成了对这三种学习方法的评估,基于这些评估,你觉得最佳的方式是什么样的呢?

患者:看起来,选择网络课是一个比较好的方式,我可以从中系统地学习,而且它的费用比较少,在我能够接受的范围内(表2-4)。

表2-4 目标策略表

实现目标的方法	好处	坏处
自学	省钱	容易分神 内容太多,不知从何开始

续表

实现目标的方法	好处	坏处
报读培训班	问题能得到及时解决 系统的学习	要花费一大笔钱
购买网络课	系统的学习	费用适中

选择方案之后,接下来治疗师要引导患者思考实现目标的条件,例如什么时候开始,什么时间内完成,需要什么样的资源,是自己独立完成还是希望别人参与,可能会出现什么问题,以及如何解决问题。最后,要定期地进行评估,跟进目标的进度。评估时,要着眼于正面的部分,即已经取得的进展,对于未实现的部分或者遇到的困难,要及时帮助患者寻找解决的途径。

治疗师:下一步我们将思考如何执行这个方案。你将会在什么时候开始呢?

患者:我想是在下个月初,因为接下来我想出去散散心,调整一下自己的心态。回来之后,我就会开始准备了。

治疗师:具体是什么时候呢?

患者:下个月的 8 号。

治疗师:那么,你希望什么时候完成这个目标呢?

患者:每年都有一次会计证的考试,我想参加明年五月的考试。

治疗师:也就是说,你还有半年的时间去准备。这对你来说,时间足够吗?

患者:我觉得是可以的。

治疗师:好的,那么开始这个事情,你预计会遇到什么样的阻碍?

患者:可能是时间上的安排,我就不能像之前一样,每个周末都出去玩了,聚会的时间会减少。

治疗师:这对你来说,是否困难?

患者:不至于,我只是会减少一部分的时间。

治疗师:好的,那么你怎么计划学习的时间呢?是每天都安排吗?

患者:每天都安排的话,对我来说是有困难的,比较合适的时间是一个星期安排 4 次。

治疗师:你预计每次可以有多长时间呢?

患者:两个小时。

治疗师:是持续的吗?还是分散在一天当中?

患者:一次完成,我习惯集中时间完成我想做的事情。

治疗师:好的,你觉得有必要固定具体是哪些天吗,以及一天当中的什么时候?

患者:我无法确定,因为确实会发生一些意外的事情,而不得不改期。

治疗师:是的,一个有弹性的计划会帮助我们更好地应对意外的情况。同时,一个时间安排过于自由的计划,会容易出现拖延的情况,你觉得呢?

患者:嗯,我以前就有过这样的情况。(笑)

治疗师:那么,尽量地固定一些时间可能是有必要的,如果有其他的情况,再做更改,你觉得如何?

患者:好的,我想是星期一、三、五、六这四天的晚上8点到10点。

治疗师:非常好。那么你需要什么人帮助你去执行计划吗?

患者:我的男朋友,因为有些时候,我确实容易改变计划,很难坚持。

治疗师:所以你希望他能提醒你?

患者:是的。

治疗师:那么你希望他如何提醒你呢?

患者:这确实很重要,如果他提醒得太多,我会觉得很烦。

治疗师:如果你事先告诉他你的计划,并且告诉他在什么时间点提醒你,用什么样的方式提醒你,你是否会觉得好些?

患者:这样好多了。如果哪天我没有准时开始学习的时候,他可以提醒我,但是要允许我有十分钟左右的时间去准备,我有拖延症(笑),另外,提醒我的时候要温柔,我讨厌被呵斥。

治疗师:你觉得男朋友能够做得到吗?

患者:应该可以,他还是挺温柔的。(笑)

治疗师:(笑)好的。还有什么其他的困难吗?

患者:没有了(表2-5)。

表 2-5　目标实现评估表

开始及结束的时间	学习的时间	需要谁的帮助	需要的资源	可能遇到的问题	可以解决的方法
2014.10.8~2015.5	星期一、三、五、六晚上8~10点	男朋友	购买网络课程	容易改变计划,很难坚持	告诉男友具体的时间计划,在没有准时开始学习的时候,他可以提醒我,但是要允许我有十分钟左右的时间去准备,提醒我的时候要温柔

此外,治疗师还需要和患者商定各个阶段的任务,并在往后的治疗中评估患者实现目标的进度。

治疗师:最后,我们要选定一个时间来评估你的进度,我们会在每次会谈时花一点时间谈论你的进展,并协助你解决一些问题。你觉得怎么样?

患者:好的(表2-6)。

表2-6 目标实现进度表

实现目标的进度		
当前阶段的任务	完成的时间	下一步的计划

要 点 重 述

★ 不同人对于康复的理解不同。

★ 可以采用具体化的技术订立适当的目标。

★ 把目标分解有利于完成目标。

★ 每个人的康复过程不一,需要进行探索和尝试。

★ 保持良好的身体状态以及积极的生活态度对于康复是十分重要的。

★ 在康复的过程中要寻求家人、朋友以及社会的支持。

第三章

精神分裂症的正常化教育

精神分裂症是一种常见的精神疾病,在成年人口中的终生患病率为1%左右(0.5%~1.6%)。即便如此,社会大众包括精神分裂症患者本人及其家庭对精神分裂症的认识仍然甚少。而且他们所获得的大部分关于疾病的认识来自于未经检验的网络信息,这可能为患者带来更多的误解。在患者方面,对疾病缺乏正确的认识往往使他们讳疾忌医,对治疗缺乏信心,难以坚持治疗,从而导致疾病的反复发作。此外,病耻感(stigma)问题也普遍存在于患者当中,这值得我们高度重视。在社会大众方面,对疾病的误解导致患者在回归社会的过程中难免遇到歧视,这加重了患者康复的难度。因此,本章的设计目的在于提高患者对精神分裂症的认识,引导患者理解精神分裂症的症状,消除或减轻病耻感;同时,本章内容旨在帮助患者增强自身应对社会歧视的能力,促进其回归社会和实现个人目标。

一、内容与结构

本章节内容旨在增进患者对精神分裂症知识的了解,并能把这些有用的信息为自己所用,达到康复的目的,并实现个人目标。在心理教育中,治疗师常用的策略是"正常化",结合认知疗法调整患者非理性的自动思维,从而缓解症状,消除或减轻负面影响。另外,我们还将讨论如何应对社会中的歧视现象。本章节分两个部分进行:①精神分裂症的正常化教育;②如何应对歧视。

二、治疗中的策略

(一)动机策略

动机策略旨在维持患者参与治疗的积极性,让患者了解精神分裂症相关知识,并从治疗中获得帮助。在讨论这部分内容时,治疗师应注意将学习的要点与对患者治疗的作用联系起来,提高患者参与康复的积极性。例如讨论完关于精神分裂症的诊断问题后,询问对方如何用这些信息来改善生活。

（二）心理教育策略

由于精神分裂症患者在注意力和记忆力方面可能存在问题,因此治疗师进行心理教育的进度要与患者的接受能力相匹配:尽可能使用讲义或者画图的方式来强化患者的理解,并且鼓励他们通过提问题来促进思考;每结束一个知识点便作一次简要的总结,评估患者理解的程度。除此之外,适当的重复可以促进学习,但是要注意不要过度重复以免患者产生抵触的心理。当然粗浅的解释可能会让患者难以明白,所以治疗师可以尝试从不同的角度让患者去理解同一个概念。

另一个重要的心理教育策略是正常化,其目的在于让患者明白幻觉或妄想等症状并非他们所独有的,很多人在特定的情况下会有幻觉或偏执的念头,甚至有些成功人士也有相同的经历。理解症状和学习如何应对症状,可以减轻症状对患者的负面影响。

在心理教育中,有些患者表示已经足够了解疾病,并希望跳过这部分内容。这时候,谨慎的做法是,治疗师可以借助资料检查患者的理解程度,并确保他们有效地使用信息,因为有些时候患者只是零星地理解部分内容,而并非全部。

（三）认知行为策略

本章中认知行为策略的目的是让患者运用该主题的知识建立对疾病的理性认识,做出适当的应对行为。某些患者并不清楚是由于疾病而导致某些不同寻常的体验,却把这些体验归因于个人的懒散或缺陷,例如将幻听看作是对自己的惩罚,因此帮助患者理解这些是疾病的表现并学会如何应对症状是非常重要的。

第二节　会谈:精神分裂症的正常化教育

这次会谈,治疗师将会帮助患者理解关于精神分裂症的知识,包括:

- ☑ 精神分裂症的概念
- ☑ 精神分裂症的症状
- ☑ 精神分裂症的诊断依据
- ☑ 精神分裂症的病因

心理教育中,我们常用正常化策略(normalizing strategy)和患者讨论疾病的概念、诊断及表现。正常化策略是医学模型当中用来减少病耻感的有效方法,正常化的过程就是让患者理解"自己的症状并非独有的",其他人也有类似体验,甚至正常人在特定的情境下也会有相似的经历。正常化可以减轻症状给患者带来的痛苦感。其次,帮助患者制订应对症状的策略,提升对疾病的掌控感(sense of control)。要注意的是,正常化的教育是一种语言策略,用症状或者感受的普遍性来减轻患者的病耻感。正常化陈述是依据病理心理学的连续谱观点,使患者动态地理解症状的表现,而不是将患者一直放置在病态的位置。通过列举躯体疾病方面的例子来阐述这一观点,可以帮助患者容易接受这一概念。例如一个高血压病的例子,正常人的血压随着内外环境变化会发生一定范围内的波动,如运动后血压升高。但如果血压增高超出一定范围,伴有器质性损害的临床综合征,那么就需要规律的药物治疗,因为症状为身体带来了损害。正常化的进一步解释要点是,高血压病可以通过药物治疗和饮食调整得到有效的控制,高血压病患者依然能够过上有意义的生活。许多疾病,如癌症、艾滋病等疾病已经逐渐变得常见和更容易被人接受。尽管随着精神卫生服务的普及,大众对精神疾病有了更多的认识,但精神分裂症的病耻感水平依然很高。

同时,治疗师在心理教育中需要注意以下地方:①要避免单方面的授课式说教,而引导患者参与到内容的讨论当中是一种更有效的方式;②注入希望,提高患者康复的信心;③修正患者歪曲的认知。谈论疾病的经历会让一些患者感到沮丧,因此一方面要关注患者的情绪变化,予以理解,另一方面还要了解患者情绪背后的歪曲认知,给予调整。

精神分裂症的概念

精神分裂症是一种常见的精神疾病,多见于青壮年,发病年龄一般在15~45岁。大概100个人当中就有一个人在他一生中某个阶段罹患这种疾病。这种疾病在不同的文化、种族和收入阶层中都可能发生。每个人在症状上的体验、严重程度以及对生活的影响,包括工作和社交生活,都不尽相同。有些人的症状比较轻,并且可以得到很好的控制,实现痊愈;但也有人的预后不甚理想,反复发作,并需要住院治疗。

精神分裂症的症状强度会有所变化。症状重新出现或者加重被称作是症状恶化、急性发作或复发(这一部分我们将在"预防复发"章节中更详细地学习)。讨论疾病的目的,是通过增加患者关于疾病的知识,帮助理解并应对疾病。当患者对疾病的了解越多,并且积极参与到治疗中,就越容易从治疗中获益,越容易改善病情,并实现康复的目标。

治疗师:我想知道你对精神分裂症有多少的了解。你知道什么是精神分裂症吗?

患者:知道一点,就是那些疯子,蓬头垢面的,捡垃圾吃,还在外面乱打人。

但我没有这样的症状。你是否也认为我有这样的病呢？

我们经常会遇到患者对精神分裂症的诊断表示不认同，这个时候，未必需要让患者马上接受这样的诊断，尽管让患者明白并接受诊断是重要的，但实际上这过程并不简单。如果在治疗中患者体验到被强迫接受诊断，可能会导致患者对治疗师以及治疗的抵触。更为妥善的方式是，对患者的疑惑表示理解，并以一种探索的心态，建议患者与治疗师一同了解精神分裂症，并判断是否能用精神分裂症的诊断概述他出现的问题。

治疗师：听起来，你对自己的诊断是存在疑惑的。很多人都曾经对他们的诊断表示过怀疑。我也有些疑惑，我愿意和你一起讨论，看看精神分裂症的诊断是否能概述你所有的问题，我们可以一起来学习关于精神分裂症的知识，你觉得可以吗？

大多数患者是愿意接受这样的方式的，他们在临床医师那里可能无法拥有足够的时间去了解这个疾病，另外他们极少有机会去为自己"辩护"，因此，他们可能会拒绝疾病的诊断。即使他们的诊断可能是非常准确的，但他们依然有权利去表达自己的看法。在会谈中，治疗师以好奇的态度，引导患者开放地讨论精神分裂症，但谨记治疗师不为患者作诊断，或更改诊断，当涉及治疗师无法说明的问题时，应引导患者向医生咨询。

一、精神分裂症的症状

用患者能够理解的语言，介绍精神分裂症常见的症状；在这部分中，每个症状的讲解，包括两个部分的内容，一是关于症状的教育；二是关于症状的正常化。前者是为了说明症状是怎么样表现的，后者是引导患者合理地看待疾病症状。精神分裂症的临床表现，我们将从下面七个方面，引导患者学习。对于患者曾经体验过的症状，我们会在症状的讨论之后，询问患者对症状的感受，如果这带给他们病耻感，正常化的解释可以提供良好的支持，减少病耻感体验。如果是患者没有经历过的症状，治疗师可以在结束的时候，概括性地举例说明。

（一）幻觉

幻觉是非真实的感受，指人们听到了、看到了、闻到了或者感觉到了某些不存在的东西。幻听是其中最常见的一种症状，即在没有相关声音刺激的情况下听到了声音。有些声音是让你感到愉悦的，但是很多时候都是让人不舒服的，比如一些侮辱人的话。

☑ 我听到了一个小学同学在不断地辱骂我。

☑ 不管我在做些什么,始终会有一个声音在不断评价我。

☑ 有个声音在指使我做事情,如果我不按照他的指示做,他就会威胁我,说要把我杀掉。

有些人也会经历幻视,即看到了事实上不存在的东西。

☑ 我看到了一些飞刀在我身边不停地旋转。

☑ 我躺在床上,看到了有个人向我走来,我叫醒丈夫,但他说并没有看见。

☑ 我看到了逝去多年的爷爷。

对幻觉正常化的解释要点是:

☑ 许多人曾有过幻觉的体验,例如"手机铃声"幻听;在失眠剥夺试验中,任何人都可能产生幻觉。

☑ 每50人中就有1名幻听者。

☑ 有些名人也曾有过幻听的体验。

☑ 药物可以有效地消除或缓解幻听。

☑ 学习应对技巧可以有效地控制幻听。

下面的例子示范了治疗师如何进行正常化的过程,患者是一位青年女性,诊断为精神分裂症,有3年的病史,有严重的幻听体验。之前由于怀孕的原因,暂停服用所有精神病药物。目前,她已经恢复服药,但是幻听的症状让她感到恐惧,有声音让她去掐死她的孩子。

治疗师:你最近感觉怎么样呢?

患者:太可怕了。

治疗师:对此我很疑惑,发生了什么特别的事情?

患者:我又发病了,那个声音,让我很害怕。

治疗师:能告诉我声音和你说了一些什么吗?

患者:他让我掐死我的孩子。(掩面啜泣)

治疗师:这样说的确很可怕,我知道你从来都没有想要这样做,也绝对不会这样做。

　　患者:我绝对不会伤害我的孩子。可是,我怕有一天控制不住,我会做出一些傻事。

　　治疗师:这一定让你感到痛苦。

　　患者:嗯,是的。

　　治疗师:那现在孩子在哪里呢? 你在照顾他吗?

　　患者:我不敢照顾他,我把他交给了我的妈妈,我甚至都不敢去看他。

　　治疗师:我想你特别希望能陪伴在他的身边。

　　患者:是的。

　　治疗师:所以不能陪伴他的原因是因为声音的缘故。

　　患者:是的。

　　治疗师:你的内心争斗了很久。那么,我想我们在讨论如何处置幻听之前,先了解这个声音,你觉得这样可以吗?

　　患者:可以。

　　治疗师:尝试理解声音的第一步就是了解幻听到底是什么,对此你有什么样的想法?

　　患者:就是我听到了一个别人听不到的声音。

　　治疗师:是的,幻听是指听到了一个实际上不存在的声音。然后,理解幻听的第二步是要明白你并不是唯一的。每50个人当中就有1个和你情况相似的人,就好比每一个50人的班级当中就有1个受到幻听的困扰。

　　患者:有这么多人吗?

　　治疗师:是的,你是否曾经听过手机铃声幻听?

　　患者:我不清楚。

　　治疗师:有些人可能会因为疑似听到自己的手机铃声,而去检查手机,但却没有发现来电或者提醒,你是否也有过这样的经历呢?

　　患者:哦,我曾经有过,我感觉自己真的是听到了一样。这就是"手机铃声幻听"?

　　治疗师:是的。

　　患者:那是不是听到的人也生病了呢?

　　治疗师:其实并非所有听到的人都生病了,"幻听"的体验在患者和正常人之间的区别不在于"有"和"无"的关系,而在于这种体验持续的时间长短,在于它带来的影响程度。

　　患者:我只是听到了一下,就没有了。

　　治疗师:那当时是否给你带来什么影响了呢?

　　患者:没有,那声音只是一闪而过,所以那时候是正常的,对吗?

　　治疗师:是这样的,实际上,不仅是幻听,而且包括其他的症状都可能在特定的情况下发生在正常人的身上。这样说是否清楚呢？

患者：清楚了，我明白了。

治疗师：我还想告诉你更多一些，如果一个人被剥夺睡眠足够长的时间，那么他也可能会产生幻觉，包括幻听，而且剥夺时间越长，幻觉的体验就越严重。除此之外，在亲人去世、创伤和非法使用药物的情况下，也可能出现幻听的体验。

患者：嗯。（点头）

治疗师：这样说，对你有帮助吗？

患者：有点帮助。

治疗师：好的。其实还有一些著名人士，也有过幻觉的体验。像诺贝尔经济学奖获得者约翰·纳什，他的事迹被拍成了电影《美丽心灵》。他找到了如何控制幻觉的方式，并过着正常人的生活。所以我们也希望，通过学习如何去理解声音、控制声音，让你可以做你想做的事情，如陪伴你的孩子，照顾他。这样你觉得如何？

患者：好的。

这个年轻的母亲，她存在着明显的持续症状，那么在学习疾病症状时，除了对症状进行正常化教育之外，还有一个要点，即如何应对持续的症状，教会他们如何使用应对幻听的策略。这一部分的内容在第十章有具体的讨论。当持续的症状明显困扰着患者，这时候有必要提前进行训练。总之，正常化的工作就是帮助患者理解自己的经历并非独有的，以及症状是可以得到有效控制的。

（二）妄想

妄想是非真实的想法，即使不存在相关的证据支持，或者证据表明想法明显错误，但人们依然坚信自己的看法，不予动摇。这些想法是个体化的，无法用他们的文化或者宗教来解释。对于患者来说，妄想的体验非常的真实，但是对别人而言，这些妄想内容相关的事件却是不存在的。

常见的妄想内容有：被害妄想，即认为别人要伤害自己，但是别人并没有要这么做；夸大妄想，即认为自己有独特的能力、天赋或者财富，而实际上他只是个普通人；关系妄想，即认为周围的事情与自己有关或者有特殊的联系；影响妄想，即认为自己的举动受到了外部力量的控制，如光、电波等，例如以下的例子。

> ☑ 有人正在无时无刻地监控我，跟踪我。
> ☑ 我认为电视上的内容就是在说我。

☑ 毛泽东是我的父亲（患者 32 岁）。
☑ 国家的情报组织用脑电波控制我的一举一动。

对妄想正常化的解释要点是：

☑ 非精神病人也有偏执的想法,例如"人们在议论我的不是""他是故意针对我,不让我升职的"。
☑ 由于疾病的影响,患者产生了妄想,所以患者可能无法正确地认识事情的真相或者判断事件是否真实存在。
☑ 药物可以有效地消除或缓解妄想。
☑ 检查真实性的证据,可能可以缓解轻、中度妄想带来的困扰。

治疗师:妄想是精神分裂症常见的症状,我想了解你对妄想有什么样的认识?

患者:嗯,其实并不多。

治疗师:你可以谈谈你的看法吗?

患者:应该是说一个人的想法有问题吧?

治疗师:非常接近了。我们把"妄想"这两个字拆开来理解。"妄"的意思是不真实的、不合理的,"想"是想法,指我们如何去理解周边的事情,结合起来,妄想实际描述的意思就是不真实的、不合理的想法,但是当事人依然对它信以为真,这样是否清楚呢?

患者:清楚的。

治疗师:那么在你的周边,是否有人曾有过这样的想法呢?

尽管临床上可能已经有足够的证据说明患者的某种想法属于"妄想"的范畴,但是患者可能对自己的经历有着不同的解释,如果一开始即询问"你是否有过妄想的体验",往往会让患者感到不舒服。因此先询问患者"周边的人的情况",可以从中探索患者对"妄想"的看法和感受,可能会避免患者对会谈产生明显的阻抗,而影响治疗的进展。

治疗师:你是否曾发现身边的人的想法是不真实的,但他们却对自己的想法很坚信的情况吗?

患者:以前我在住院的时候,曾听我的病友说过他的情况。

治疗师:你能具体回忆一下吗?

患者:他说家人一直在跟踪他,不管去到那里,都是这样,他很生气,于是跟家里人大吵了一架。他还说过,实际上家人和他并不在同一个城市。但是一直存在这么一种感觉。

治疗师:这个例子很好地说明了"妄想"的体验。

患者:我一直很纳闷,他人在外头,家人怎么可能跟踪他呢。

治疗师:是的,我非常赞同你的判断,他无法对这件事情做出合理的判断。尽管他的想法是缺乏依据的,他却坚信不疑。

患者:这太不可思议了。

如果患者周边没有这样的经历,治疗师同样可以举一些例子说明,让患者进行判断。例如,有个患者觉得电视上播放的新闻是在说自己。治疗师在举例的时候,用一些明显存在错误的例子,可以更好地解释"妄想"的概念。

治疗师:是的,我很好奇,这是否也曾经发生在你的身上呢,或者你身边大多数人曾对你的某个想法表示不能理解的呢?

患者:是的,有一段时间,我很害怕外出,因为我总觉得别人的咳嗽是在针对我。我还一直劝说周边的人相信我,可是他们都说我想多了。

治疗师:那段时间一定很难熬。现在你是怎么想的呢?

患者:现在我并不相信这是在针对我,我想他们只是喉咙不舒服,又恰好在他们咳嗽的时候就被我遇上。但是有些时候还是会有这样的念头出现。

治疗师:这会给你带来什么影响?

患者:还好,并不会有多大的影响。

治疗师:你会做些什么去处理它呢?

患者:我会用意志告诉自己,这是不可能的。另外,我一直在服用着药物。

治疗师:非常棒,你坚定的意志是十分重要的,同时药物可以有效地消除或减轻妄想。我还想花几分钟的时间,和你谈论如何去预防和应对"妄想"。由于妄想的影响,会导致我们失去对事情正确的判断,无法意识到事情的真相。在疾病发作的时候,分辨妄想是困难的。

患者:是的,那时候我听不进任何否认的话。

治疗师:嗯,但在妄想刚开始形成或者没有完全复发的时候,我们可以通过一些现实性的验证,来帮助你做一些判断,例如"他们是否认识你?他们怎么知道你的事情以及他们怎么会在此时此刻出现在这里?他们这样做会有什么好处,有什么样的动机?"等等。这样对你的判断是否有帮助?

患者:会有一些帮助。

治疗师:很好。你现在还可以把疾病复发时妄想的内容记录下来,并拷贝一份给你信任的人,这样做可以让你在真正面临这些问题的时候,提醒自己,同时你信任的人也可以提醒你。

在会谈中,有些患者会不断否认妄想的体验,这个时候如果治疗师把工作重点放在让他接受诊断的目标上,可能会对后续的治疗带来阻碍。治疗师与患者谈论的首要目的是增加患者对疾病的了解,所以焦点并不在于让患者承认妄想的表现。对于缺乏自知力(insight)的患者,我们工作的方向是在创造机会让患者看到事件有其他解释的可能性,但不一定强求患者承认其妄想。有些时候,患者是在了解疾病内容之后才开始关注到自身的问题,这种情况在临床中也并不少见。

(三)阴性症状

阴性症状是指以原发的缺损症状为主要表现的综合征,包括思维贫乏、情感淡漠、意志缺乏、动作迟缓和社会性退缩等。患者往往表现为言谈时言语贫乏,内容单一;对周围人表现冷淡,漠不关心,即使涉及利害关系也缺乏相应内心的体验;行为无动机、无目的,生活被动;常给别人漠然处之的感觉。阴性症状导致人在开始和实现计划时产生困难,对以往喜欢的事情缺乏兴趣,以及难以用表情和声调来表达个人的情感。

> ☑ 我的脑袋空空的,没有任何想法(思维贫乏)。
> ☑ 我不能开始和保持对目标的追求(动机缺乏)。
> ☑ 我不能从任何行动中发现或获得快乐(兴趣缺乏)。
> ☑ 我对周围的人或事漠不关心(情感淡漠)。
> ☑ 我对家庭、朋友关系的渴望缺失(社交回避)。
> ☑ 我开始对自己的形象很随意,甚至不再梳洗(意志活动缺乏)。

对阴性症状的正常化解释的要点是:

> ☑ 人在经历重大的创伤事件时,思考会变得困难(思维贫乏)。
> ☑ 在无法承受的压力面前,我们也会选择放弃(动机缺乏)。
> ☑ 制订一个活动日程安排(针对兴趣缺乏、社交回避、意志活动缺乏的处理)。
> ☑ 当在无法承受的痛苦面前,隐藏感情似乎更安全(情感淡漠)。

治疗师:你是否有过这些经历呢(上述描述的阴性症状)?

患者:没有。我觉得都挺好的。

治疗师：你的家人或者周边的人曾经这么说过你吗？

患者：嗯……没有。

治疗师：停顿的那一会，你是否想到了什么？

患者：没有。

治疗师：讨论这部分的信息会让你感到不适吗？

患者：没有。

治疗师需要考虑，患者是否出于某种考虑，而拒绝暴露这部分信息，进而确认和处理患者可能存在的顾虑是首要的任务；但有些患者可能并不能觉察到当时的状态，尽管这部分症状是确实存在的。这种情况下，治疗师还可以试探性地面质。

治疗师：我了解到，曾经有一段时间，你似乎对任何事情都不感兴趣，你不再工作，也不再跟朋友约会，是这样的吗？

患者：嗯，我的家人说我变懒了，什么事情都不做。

治疗师：当时你发生了什么？

患者：并没有什么，我只是不感兴趣。

治疗师：当时你的心情如何，郁闷？沮丧？

患者：没有，我没有觉得。

治疗师：那是否给你带来一些麻烦？

患者：没有，实际上我并不太在意我能做些什么。

治疗师：你的家人怎么看呢？

患者：他们骂我变懒了，要我去工作。

治疗师：嗯，那后来呢？

患者：我没有去。

对缺乏动机的患者，让他们重新感受对生活的控制感和胜任感是治疗的关键。但过高的目标，往往会让患者承受太多的压力，目标难以完成导致的挫败感容易让患者退缩。这意味着，治疗师需要帮助患者设置小的目标，即在患者能够完成的范围之内。

治疗师：我想了解你在这一段时间做了什么，或者你想去做一些什么样的事情？

患者：没有，大部分时间我都在家里。

治疗师：在家里时，你感觉如何？

（了解患者对当前生活状态的评估，以帮助患者找到重新活动的可能）

患者：不怎么样。

治疗师：不怎么好？

患者：说不上，没有好也没有不好。

治疗师：如果你在一天当中可以有不同的活动，可能是运动、旅游、约会，你会觉得如何？

患者：可能会有趣一点。可是我不知道我可以做些什么。

治疗师：在过去，你会去做些什么有趣的事情？

患者：爬山，我去过很多地方，但已经是很久之前的事情了。

治疗师：哇，你很喜欢爬山。你爬过的最高的山是哪里？

患者：神农顶，那里海拔有 3000 多米，这是我去过最高的地方。我花了 4 个多小时才爬到那里。

治疗师：哇，登顶的感觉肯定很棒。

患者：是的。

治疗师：那你去过最近的山是哪里？

患者：白云山，我就住在那附近。

治疗师：你想再到那里去看看吗？

患者：嗯，一点点。

治疗师：准备这件事情，会让你有压力吗？

患者：有一点，但并不是很大。

治疗师：好的，我不会给你施加压力，我只是希望你可以更快乐。

患者：好的。

治疗师：去到那里要多久呢？

患者：十分钟，我可以踩单车过去。

治疗师：你通常会什么时候去那里？

患者：不一定，但我更喜欢早上去，下午太热了。

治疗师：一般是早上几点呢？

患者：早上 7 点半左右。

治疗师：如果要登顶的话，需要多久呢？

患者：快的话可能一个小时，慢的话可能两个小时左右。

治疗师：登顶对你来说困难吗？

患者：我可能完成不了。

治疗师：如果是一半呢？

患者：可能是可以的。

治疗师：如果是再一半呢？

患者：那可能会比较容易。

治疗师：好的，如果是四分之一，是否有什么标记呢？

患者：我知道有一个观光平台，差不多是那样。

治疗师：好的。

　　接下来，治疗师开始引导患者制订具体的计划，在周五早上7点半到白云山，目的地是观光平台。治疗师需要注意，行动的步伐可能是缓慢的，并且要清楚地向患者表示不会给他施加压力。有些时候目标是很小的，例如走出家门，如果患者能完成一些简单的任务，他们可能更有信心、更愿意投入到下一步的任务中。这样做会让患者感到轻松，让他们重新体验对生活的掌控能力。

　　同时，让家属理解治疗的计划也是重要的，他们可能也尝试过用鼓励或命令的方式来促使患者做出改变，但往往可能会让患者感觉到压力，因此向他们解释让患者自己设计改变的进度是行之有效的。

（四）思维形式障碍

　　思维形式障碍是联想过程障碍从而导致患者难以顺利和准确地向别人表达自己的思想。这些症状可能让人难以集中思考一个主题，也可能难以用正确的词语来组织完整的句子，还可能难以有逻辑地或者流畅地表达自己的观点来让别人理解自己的看法。

> ☑ 别人说我的思维是跳跃的，一会讲这一会讲那，以至于他们并不清楚我想表达的内容。
> ☑ 我跟弟弟说明这件事情时，他说无法理解我的意思。
> ☑ 我正在讲话，但突然间中断了，而无法继续。

　　对思维形式障碍的正常化解释的要点是：

> ☑ 当人处于压力之下，思维容易变得混乱。
> ☑ 任何睡眠不好的人在表达自己的想法时都可能存在困难。
> ☑ 练习用一句话来表达自己的观点可能是有效的。

（五）行为紊乱或行为僵化

　　行为紊乱是指一系列没有目的、毫无意义的行为。

> ☑ 我曾经花了一天的时间，反复把所有的碗筷从厨房搬到客厅，再

从客厅搬回厨房。

> ☑ 我在垃圾桶里捡了很多宝贝，可是其他人都说那只是垃圾，并没有用。

行为僵化是指患者几乎停止了所有的行动，并且在相当长的时间里保持不动。例如：

> ☑ 我弟弟说，我生病的时候不出声、不说话、不活动，也不吃不喝，对周围环境没有一点反应。
>
> ☑ 生病时，我的面部表情和身体动作都很刻板，有时候会保持一个固定姿势，很久都不动。

对行为紊乱或行为僵化的正常化解释的要点是：

> ☑ 在突如其来的刺激下，人可能会做出一些奇怪的举动或者会陷入僵化的状态。
>
> ☑ 当我们极度恐惧的时候，可能会陷入僵化状态。
>
> ☑ 当我们极度紧张慌乱的时候，可能会表现得手足无措，行为可能有些奇怪。
>
> ☑ 行为疗法可以用来重塑行为模式。

（六）认知障碍

认知障碍是指注意力、记忆力以及抽象思维能力方面的困难。也就是说，患者可能在集中注意力、记忆事情以及理解概念上出现问题。

> ☑ 我在阅读时难以集中精神。
>
> ☑ 我容易忘记跟别人约定好的事情。
>
> ☑ 我在理解一些抽象的概念上变得很困难。

对认知障碍的正常化解释的要点是：

> ☑ 随着年龄的增加，任何一个人都会出现认知上的衰退。
>
> ☑ 人很难在 50 分钟内持续保持关注。

> ☑ 随手笔记可以帮助患者记忆。
> ☑ 患者可以通过网络查阅或者向他人询问抽象的概念以获得理解。

(七) 社交或工作能力减退

社交或工作能力减退是指患者投入在社交、学习和工作方面的时间减少或者遇到明显的困难。这些症状很重要，因为这些症状持续六个月或以上，是诊断精神分裂症的严重程度标准。同时，这些症状会影响患者各个方面的生活能力，包括自我照料、照顾小孩或分担家务等。

> ☑ 现在与人相处让我觉得很不自在，我以前非常喜欢和朋友聚会，但是现在我会尽量地避免。
> ☑ 我再也不能做饭和搞清洁了，每一天的家务都变得非常困难。
> ☑ 曾经我的工作对我来说很重要，但是它越来越困难；我非常的努力，但是连最基本的任务都完成不了。

对社交或工作能力减退的正常化解释的要点是：

> ☑ 人在情绪状态不佳的时候，社交或工作能力都会下降。
> ☑ 把大的任务划分成小的任务，再逐级增加难度可以用于训练社交和工作能力。

症状的教育和正常化是治疗师在这部分工作的重点。治疗的首要目的是让患者了解精神分裂症常见的症状表现，治疗师应该在考虑患者症状水平和认知能力的基础上，给予适当的教育信息。如果患者至少有一定的自知力，那么教育与正常化的结合可以改善治疗关系，促进患者对症状的理解与接纳，降低病耻感；如果患者缺乏自知力，那么在谈论的过程中，治疗师应尽量地避免让患者感觉被强硬地贴上"疾病的标签"；如果患者对此表示反感，那么治疗师也不必回避这个问题，应积极地回应患者。

患者：你像其他人一样，都不相信我说的话，你们还是认为是我有病。

治疗师：非常抱歉我让你有这种感觉，被人否认自己的感受是一件难受的事情。尽管我对你的经历有一些疑惑，但我相信你的感受是真实的。实际上，我希望在一个不加任何评价的情况下，和你开放地讨论有关疾病的问题，但这并非意味着你一定有这样的问题。这样可以吗？

患者:嗯。

治疗师:我很感谢你告诉我你真实的感受,这让我有机会作必要的说明。如果我的话还让你感到不舒服,请你如实地告诉我,好吗?

患者:好的。

讨论中,治疗师还可以使用表 3-1,协助患者作记录。有些患者对症状的名称感到羞耻,那么也可以换其他的患者可以接受的名称代替。

表 3-1　精神分裂症的症状经历

症状	我曾有过	发生在我身上的例子
幻觉		
妄想		
阴性症状		
思维障碍		
行为紊乱或僵化		
认知障碍		
社交或工作能力减退		

二、精神分裂症的诊断

对于精神分裂症的诊断依据,公认的两套诊断系统分别是世界卫生组织编写的 ICD-11 中的精神与行为障碍分类与美国精神病医学学会编写的《精神障碍诊断与统计手册(第五版)》(DSM-5)。下面关于精神分裂症的诊断依据来源于 DSM-5(表 3-2)。

表 3-2　精神分裂症的诊断标准

标准	症状
症状标准:符合其中两项,至少有其中一项是 1、2、3 之一	1. 妄想 2. 幻觉 3. 言语紊乱(思维障碍) 4. 明显紊乱的行为或紧张综合征的行为 5. 阴性症状
病程标准	这种障碍病程六个月以上。上述主要症状在每天大部分时间出现且持续超过一个月

续表

标准	症状
严重程度标准	社会功能的下降,如工作、人际关系或自我照料能力明显低于障碍发生前的水平
排除标准	排除其他精神疾病及躯体疾病、脑器质性疾病诊断

治疗师:对精神分裂症的诊断,你有多少了解呢?

患者:我不大清楚,但是医生给我做了血液检查,可能跟这个结果有关吧。

治疗师:血液检查确实是医生在诊疗当中很重要的一部分,它被经常用来排除器质性方面的原因,但是最终的诊断不能通过血液检查、脑部 CT 或者 MR 来确诊。

患者:那是通过什么样的方式来确诊的呢?

治疗师:非常好的问题。精神分裂症的诊断是基于医生的访谈,询问患者症状的经历,并根据四个方面的诊断标准,如症状标准、病程标准、严重程度标准及排除标准,最后进行判断。

患者:我还是不大了解。

治疗师:没有关系,我们可以看看这份关于诊断的资料。(表3-2)

谈论精神分裂症的诊断,我们要关注患者对疾病的态度,明显的病耻感可能会导致患者的行为退缩,加重社会功能的损害,还可能会影响到患者对治疗的态度,像"破罐子破摔",或者拒绝接受治疗。减少病耻感也是这部分讨论中的重点,正常化依然是有效的策略。

对精神分裂症诊断的正常化解释要点是:

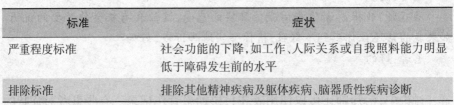

　✓ 罹患精神分裂症不是任何一个人的过错。

　✓ 许多人在一生中的某个时间点会经历一些精神方面的问题。

　✓ 100 个人当中约有 1 个人患有精神分裂症;大部分精神分裂症患者有良好的结局。

　✓ 有很多名人也患有精神分裂症,诺贝尔经济学奖得主 John Nash 就是其中的一个。

　✓ 药物可以有效地缓解和预防精神症状。

　✓ 人们可以通过学习疾病管理而让自己的生活更加丰富。

治疗师:当你被诊断为精神分裂症时,你有什么样的感受?

患者:我觉得天快塌下来,实际上是我清醒过来的时候,才意识到自己得病了。

治疗师:你感到绝望,我能明白你接受这件事情很不容易。

患者:我宁愿自己得癌症死掉,这个疾病太可怕了,我简直快崩溃了。

治疗师:这对你来说太可怕了。我们现在试着来理解这个诊断。尝试去理解这个诊断的第一步就是明白你并不是唯一经历这种情况的人。实际上许多人在一生中的某个时间点会经历一些精神方面的问题,具体来说,每100个人当中就会有1个人和你情况类似,他们也被诊断为精神分裂症。我这样说,对你有帮助吗?

患者:有一点。

治疗师:虽然不多,但还是起作用了。我想告诉你更多关于精神分裂症的事情,你是否听过经济学中的博弈论一说?

患者:在学校的时候,我选修过经济学,有这么一个内容。

治疗师:那么,你是否有了解过约翰纳什,那个为博弈论作出重大贡献的人,他也是个精神分裂症的患者。

患者:真的吗? 太不可思议了。

治疗师:是的,他通过治疗和自身的努力,过着正常人的生活。所以,我也希望你能够控制好症状,实现你自己想做的事情。

患者:真的可以吗?

治疗师:是的。回顾你过去的经历,药物治疗是否对你有所帮助?

患者:是的,我当时有很严重的幻听,还有种别人会伤害我的感觉,太恐怖了。后来吃了药,虽然一开始并不情愿,但不得不说,这些感觉就渐渐消除了。

治疗师:很好,你看药物可以有效控制你的症状。除此之外,我们还可以通过疾病的管理来实现更好的康复,一步步实现自己的目标。

一部分患者否认精神分裂症的诊断,有可能是由于自知力缺乏或者病耻感问题。对于这部分患者,治疗师要适当地调整目标,聚焦在增加患者对精神分裂症的症状了解上,治疗师可以向患者说明"精神疾病诊断只是描述发生症状的一种方式",鼓励患者用他们认为舒服的名称去指代这些症状,例如"压力问题""紧张情绪"或"疑虑问题"等。

治疗师:当我们在讨论这个诊断时,你的表情显得很烦恼,是吗?

患者:是啊,我依然不认为我是精神分裂症,虽然某些方面的描述确实和我经历很相似,但是我接受不了,这对我来说太可怕了。

治疗师:讨论这方面的内容看来是让你感到害怕了,你还记得刚才我们讨论过的症状？其实精神分裂症只是对这些症状的概括，如果这个名称确实让你感到不舒服，或许我们可以用另一种描述来代替它，你觉得可以吗？

　　患者：这样可以吗？

　　治疗师：当然，你可以给它一个命名吗？

　　患者：嗯，我想把它叫作"疯狂的体验"，这样会让我在讨论的时候感到轻松些。

精神分裂症的病因

　　精神分裂症的病因尚未完全明了，目前科学家基本认同一个事实，精神分裂症是由多个因素所导致的精神障碍。按照压力易感模型的理论，可分为生物因素、压力因素。第四章"压力易感模型"会有更详细的介绍。

　　在生物因素方面，精神分裂症的症状和大脑化学物质的失衡是有关系的。这些化学物质被称为神经递质，负责大脑中的信息传递。当神经递质失衡时，就可能会导致大脑传递信息出现错误。对于何种原因导致这种情况，目前尚不清楚，科学家将其归结为先天因素所致，如遗传基因、出生前和围生期环境因素。这就是说，有些人具有生理上潜在的弱点，随年龄的增加而发展出精神分裂症。除了生物因素，压力因素也会促发精神分裂症，可以进一步分为社会原因和心理原因。社会原因，指的是个体经历的各种生活压力事件，而心理原因是指个体面临生活压力事件的应对能力，这包括了抗压能力、解压能力，也包括了个体的性格特点的作用。社会原因和心理原因不是导致疾病发生的基本原因，但是它会促发疾病的发作，并且会加重疾病。关于压力易感模型，我们将在第四章"压力易感模型"中作详细的讨论。

　　治疗师经常会遇到患者可能将疾病的原因归结于某一重要事件，或者某个人，可能是他人或自己，认为这是导致他们疾病的原因，并对此负有责任。治疗师可以通过向患者提供关于神经递质、基因遗传、围产期环境等生物因素作病因的心理教育。

　　治疗师：你是说，是因为自己的过错，而导致疾病？

　　患者：是的，这是对我的惩罚。

　　治疗师：你对此感到痛苦。除了上面这个解释，是否有其他的原因导致疾病呢？

　　患者：我不知道。

治疗师:我想和你谈谈这个话题。过去一个世纪,科学家一直努力在寻找疾病的原因,尽管目前尚未有定论,但越来越多的证据显示,精神分裂症与生物因素是有关系的,例如大脑中的化学物质。

患者:嗯。

治疗师:我们可以画一个图。大脑中有很多的神经细胞,也就是神经元,它们之间的联系需要通过一些介质来传递,就像快递员把包裹从这个地方传递到另一个地方,这些快递员称之为神经递质,如果当神经递质发生紊乱的时候,信息的传递就会出现问题,而导致疾病的出现。我这样说你清楚吗?

患者:清楚。

治疗师:导致神经递质的紊乱是生物的原因,就好比我们的体质,天气冷暖交替,有些人容易感冒生病,而有些人不容易,我们不会把生病归结于某个人的过错。同样地,精神分裂症不是由于任何一个人的过错所导致的。这样说,你认同吗?

有些患者可能会对遗传感到担忧,担心疾病会遗传给下一代,那么治疗师可提供更多的信息。

患者:那以后我生的孩子是不是一定也会得精神分裂症呢?

治疗师:不是这样的,虽然精神分裂症的家属中罹患这个疾病的患病率会高于普通的家庭,但是也有90%以上的精神分裂症患者的后代是没有精神分裂症的。另外,有些人在经历了疾病之后,他们会比普通人更注重后代身心的健康发展,这在一定程度上也起到了保护的作用。

有些患者也许不愿意接受病因的生物学解释,那么治疗师可以提供社会心理因素的教育,更多地强调之前累计的压力事件的作用,注意要避免引导患者将病因归结于某个人或某件事情,从而对此感到怨恨或者自责。总的来说,在病因的教育上,根据患者的实际情况,作相应地调整,帮助患者发展一个合理的整合的解释。

我们使用了教育和正常化策略,在教授疾病知识的基础上,促进患者对疾病态度的正常化。治疗师应根据患者认知水平,提供相匹配的信息,用患者能够理解的语言解释疾病的知识。治疗师可以通过画图、书面材料等帮助患者直观地理解,鼓励患者通过提问的方式来学习,阶段性评估患者的理解情况,并布置相关作业。

第三节　会谈:应对歧视

随着精神卫生的发展和对心理健康的重视,大众对精神障碍的认识不断增加。然而,不容忽视的现象是大众对精神障碍仍然存在着狭窄且悲观的看法,给精神障碍患者贴上了"疯子""危险的人群"等标签,加上疾病本身会影响患者的社会功能,导致了病耻感,进而影响患者的生活质量和预后。在上一次的会谈中,我们重点讨论了正常化策略的使用,这是减轻病耻感非常重要的技术。在本节中,治疗师还将与患者讨论更多如何应对病耻感和歧视的方法。

其中,治疗师常常会提供一些罹患了精神分裂症患者的成功例子,列举名人事例,或者治疗师接触过的成功康复的个案(为了保护个案的隐私权,务必要删去可以识别出患者的具体个人信息)。治疗师同样也可以询问患者是否接触过成功康复的例子,让患者描述自己的见闻。通过这样的方式,使患者能够正确地、客观地看待疾病,消除或减轻病耻感。

一些精神分裂症患者的成功例子

约翰·纳什(John Nash)(1928—2015)是一位美国数学家,他在经济学的应用方面做出了重大贡献,并于1994年获得诺贝尔经济学奖。他患病的故事被写成《美丽心灵》这部书,并拍成了同名的电影。

艾琳·萨克斯(Elyn Saks)患有慢性精神分裂症,曾经有几次住进精神病院,但她最终以优秀的成绩完成了学业,并成为美国南加州大学古尔德法学院的教授。她把自己的经历写成了《我穿越疯狂的旅程:一个精神分裂症患者的故事》这本书。

威廉·西斯特·迈纳(William Sister Miner)(1832—1920)是一个美国作家,他在英国语文和文学方面有很深的造诣,他在《牛津英语字典》的编写中做出了卓越的贡献。

法斯拉夫·尼金斯基(Vaslav Nijinsky)(1890—1950)是一位俄罗斯舞蹈家,他因肢体的力量、轻盈的动作和丰富的肢体语言而闻名,他的作品《牧神的午后》被世人所传颂。

还有一些精神分裂症患者,他们只是一些普通人,但是过着充实的、有意义的生活。

H女士:她在一家医院工作,她跟同事们关系相处得很融洽,时常一起外出游玩,一个人的时候喜欢待在图书馆看书。

C男士:他是两个孩子的父亲,除了平常上班,周末的时候他最喜欢

和家人一起游玩,或者跟一些同为父母亲的朋友聚会。

　　Z男士:他有过4次疾病复发的经历,并在每次复发时都需要接受住院治疗,但是现在他已经有三年没有住院了,并且在超市里找到了一份工作。

　　当患者报告自己被歧视的经历时,治疗师首先要理解他们的遭遇,并表达自己的关心;其次关注患者本身对疾病的态度,调整其非理性的自动思维,这部分可以参照正常化的策略,并提高患者的应对能力。

应对歧视标签的策略

　　这些方法可能会帮助患者找到一些应对歧视的策略,每个方法都有各自的优缺点。根据当时的处境做出选择,这些方法包括:

　　一、增加对精神疾病的认识

　　有些时候患者对精神疾病的症状并不十分清楚,他们可能会因为症状而责备自己,认为他们是家庭、社会的负担,不能成为社会的一分子。这是病耻感的内容。患者经常有这样负面的自我认识,而这进一步影响了其康复的信心,因此,治疗师帮助患者对抗病耻感是非常重要的。治疗师通过教授患者有关于精神疾病的内容,以帮助他们区分现实和虚幻。也可以鼓励患者参加一些团体辅导,和有同样经历的精神疾病患者交流。

　　二、在不提及患者本人经历的同时,更正别人对精神疾病的错误认识

　　由于患者经常对社会歧视有更糟糕的预测,这种方法让患者有机会去了解社会对疾病的实际认识。如果患者在尝试中发现结果并未像设想中的那么糟糕,可能减轻患者的病耻感和被歧视感。当然,如果发现结果正如想象中的那么困难,患者也有机会去更正别人对疾病的错误认识。除此之外,治疗师还要跟踪患者的练习,解决练习中的实际困难。

　　三、有选择性地公开自己的经历来对抗歧视标签

　　公开疾病的经历对于患者来说可能是个不小的挑战,当患者出自于教育、倡导或者其他目的而计划公开疾病经历前,治疗师要帮助患者权衡其带来的长期性和短期性的风险和利益,选择自己支持系统中的某些人进行事先讨论可能是有帮助的。

　　四、清楚自己的法律权益

　　《中华人民共和国精神卫生法》第四条:精神障碍患者的人格尊严、人身和财产安全不受侵犯。精神障碍患者的教育、劳动、医疗以及从国家

和社会获得物质帮助等方面的合法权益受法律保护。有关单位和个人应当对精神障碍患者的姓名、肖像、住址、工作单位、病历资料以及其他可能推断出其身份的信息予以保密;但是,依法履行职责需要公开的除外。

第五条:全社会应当尊重、理解、关爱精神障碍患者。任何组织或者个人不得歧视、侮辱、虐待精神障碍患者,不得非法限制精神障碍患者的人身自由。新闻报道和文学艺术作品等不得含有歧视、侮辱精神障碍患者的内容。

当患者的权益受到损害时,有权利向有关部门寻求帮助。

通过角色扮演的方式与患者讨论如何应对歧视,治疗师可以设置或直接讨论患者曾经经历的被歧视的事件,并和患者扮演如何应对,如果患者对扮演感到困难,治疗师可以先示范应对的策略,再交换角色让患者进行练习。角色扮演的具体操作在第七章"建立社会支持网络"中有更详细的描述。

治疗师:社会当中确实还存在着对精神障碍的偏见,你是否有过这样的经历?

患者:我不知道别人是否在背后讨论过我,但我确实听过一些人讨论过精神病人。

治疗师:他们是怎么说的呢?

患者:他们说这是一群疯子,应该把他们关起来,永远不要让他们出来。(低着头)

治疗师:这样的话确实很伤人,这一定让你很伤心。

患者:我不是疯子,我并没有做错什么。

治疗师:是的,这不是你的错。有些人对精神疾病有着刻板的印象,但这不是你的问题。

患者:他们这么说,真是太伤人了。

治疗师:非常伤人。作为治疗师,我相信每个精神障碍的患者都应该被同等的对待,而且他们可以和普通人一样,追求自己有意义的生活。

患者:如果每个人都能像你这样想就好了。

治疗师:嗯,但我们确实看到越来越多的人理解精神疾病。那你是怎么看待这些想法的呢?

患者:我不太明白,什么想法?

治疗师:抱歉,我指的是"他们是一群疯子,应该被关起来"。

患者:我不觉得。我们只是生病了,我们不是怪物。

治疗师:当然,绝对不是。如果再面对这样的情景,你会怎么样处理呢?

患者:他们说得一点都不对,但我确实不知道能做些什么。

治疗师:我们可以看看《应对歧视标签的策略》这份材料。你可以把它们读一下吗?

患者:好的。(读)

治疗师:哪些对你可能是有用的呢?

患者:在不提及自己经历的同时,更正别人对精神疾病的错误认识。可是我确实不知道可以说些什么?

治疗师:我想我们可以花一点时间做个角色扮演,你来扮演歧视精神疾病的人,你可以设想任何可能会遇到困难的问题,我来扮演如何使用这个策略,你觉得怎么样?

患者:可以。

治疗师:那我们现在开始。

患者:这些人都是些疯子,应该把他们全部抓起来。

治疗师:我很好奇,为什么你这么认为呢?

患者:难道你没有看新闻报道吗,他们把路人都杀了,难道不该都抓起来。

治疗师:我也看到这样的新闻,这确实是个悲剧。

患者:他们太危险了。

治疗师:以前我看过一个介绍精神病人的视频,他们只是生病了,受一些症状的影响,可能会让他们做出不寻常的举动,但实际上像新闻报道的这种杀人、伤人的现象还是极少出现的。

患者:新闻上不是经常报道吗,怎么会少呢?

治疗师:早在2009年中国疾病预防控制中心就有数据显示,中国各类精神障碍患者人数在1亿人以上,发生此类伤人事件应该还是占少数的,你看普通人当中不也有很多伤人的案件吗?

患者:你知道这么多,是不是也得病了啊?

治疗师:(笑)我确实从网络上了解挺多的,如果你感兴趣,我可以告诉你更多哦。

患者:(笑)好的,我没有什么问题了。

治疗师:好的,我们先扮演到这里。你对这个扮演有什么想法?

患者:你的应答真好。

治疗师:谢谢,你觉得这样回应是否能解决一些问题呢?

患者:应该可以。

治疗师:当你遇到这样的情况,你是否能这样应对呢?

患者:我不太确认。

治疗师：我们现在交换一下身份，再扮演一次，你觉得如何？
…………

下面的作业可以帮助患者练习如何应对歧视：

> ☑ 收集身边或者名人康复的例子。
> ☑ 当你遇到别人的歧视时，你可以如何回应。
> ☑ 与家人进行角色扮演"如何应对歧视"。

要 点 重 述

★ 精神分裂症对人有多方面的影响。

★ 每100个人中约有1个人会在生命的某个阶段罹患精神分裂症。

★ 人们可以通过学习如何管理症状，过着有希望的生活。

★ 精神分裂症的诊断是由精神科医师作出的。

★ 每个人的精神分裂症的症状表现可能不一样。

★ 精神分裂症是一种疾病，而不是任何人的错。

★ 科学家认为精神分裂症与大脑化学物质失衡有关。

★ 无数例子表明，精神分裂症患者是可以为社会做出贡献的。

第四章

压力易感模型

第一节　概　　述

过去一百多年,科学家在精神障碍的病因学研究上付出了巨大的努力,尤其在大脑结构、神经病理学、神经生化上的研究取得了阶段性的进展,然而目前尚未发现其特异性的改变。精神疾病的病因依然是当前医学尚未完全明确的问题之一,精神分裂症的病因也如此。目前科学家基本认同一个事实,即精神分裂症是由多个因素所导致的精神障碍。压力易感模型(the stress vulnerability model)是识别和预防精神疾病非常实用的模型。压力易感模型解释了精神障碍的发病机制,是由于个人的生物易感性与情境压力因素的交互作用。顾名思义,生物易感性,即个体与生俱来或者成长中因某些原因导致倾向于患有某些疾病的生理特性;情境压力是个体在面临威胁或挑战时的反应。Zubin 等认为,仅仅是生物易感性尚不足以导致精神疾病,精神疾病是生物 - 社会 - 心理交互的结果。

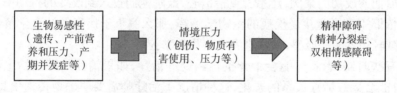

本章节介绍了压力易感模型对精神疾病病因的解释,分别讨论了生物易感性和压力因素与精神疾病的关系,引导患者就如何改善生物易感性、减少压力源和提高有效应对压力进行思考。从而认识精神分裂症治疗与预防的方法,选择合适的康复方案,实现个人目标。

一、内容与结构

本章旨在帮助患者了解精神疾病的压力易感模型,其解释了导致精神疾病的原因和影响疾病进展的因素。基于压力易感模型,治疗师将与患者讨论如何管理疾病并实现个人目标。本章分两个会谈,即精神疾病的病因和应对

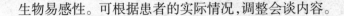

生物易感性。可根据患者的实际情况,调整会谈内容。

二、治疗中的策略

(一)动机策略

自知力的缺乏可能会阻碍患者投入到治疗当中。治疗师可以转换角度去影响他们的决策,即使患者认为自己没有患病,他们仍然可能意识到生活中压力的负面影响,他们可能更愿意将治疗方案当作减少压力或者处理问题的方式;跟那些否认疾病的患者谈论他们遇到的困难以及解决问题的想法,会让他们更容易接受。如果患者感到孤单,他们可能更希望谈论如何参加当地同伴支持小组(peer support group)或者患者中心,这样可以帮助他们减少烦恼。对于那些希望得到工作的患者,他们可能想听到有关于就业计划的项目。因此动机策略通过激发患者采取合理的应对方式,来实现个人的目标。

(二)心理教育策略

我们着重对压力易感模型做详细的诠释,让患者理解生物易感性与社会压力的交互作用对精神障碍的影响,并分别解释了如何通过药物和避免使用酒精等活性物质来改善患者的易感特质,以及如何从确认压力源和应对压力来减低压力的负面作用。此外,我们还将讨论不同治疗方案的作用以满足患者的心理需求。

(三)认知行为策略

有些患者会对生物易感性的解释感到沮丧,认为这部分与生俱来的特性无法改变或难以改变,治疗师会从患者的治疗历程中回顾自身改善的细节,或者提取他人成功的案例,让患者重拾信心,鼓励他们投入到改变的行动中。当患者依旧不大愿意接受疾病的生物学解释,那么侧重于疾病的社会学解释可能会减轻患者的病耻感,加强患者对疾病的掌控感。

有些时候,患者可能会十分抗拒药物等治疗,如果治疗师继续给患者施压,可能会导致治疗关系的恶化,这种情况下治疗师需要明确地传递信息,即治疗师与患者是在同一方阵,并愿意和患者一起决策,但在这之前,治疗师需要与患者讨论如何监控自己的改变以及如何应对恶化的情况,并且鼓励患者定期复诊。

第二节　会谈:精神疾病的病因

本次会谈,我们将帮助患者了解压力易感模型对精神疾病的解释,即生物易感性与压力的交互作用。我们将分别讨论以下的内容:

压力易感模型的概念：
- ☑ 生物易感性因素
- ☑ 压力因素

精神分裂症的病因目前依旧是医学上的难题，"压力易感模型"理论，是从生物-社会-心理方面去理解疾病的原因，帮助患者理解精神疾病的本质。压力易感模型认为，精神障碍患者具有生物的易感性，这个特质在社会压力的作用下，容易导致疾病的发生。

生物易感性与压力是导致精神疾病的两个重要因素，换句话说，改善患者的生物易感性和减少压力或提高应对能力对预防精神疾病的复发起到保护性的作用。结合患者个人的经历，治疗师在压力易感模型下与患者讨论疾病的成因，强调和肯定患者的努力对改善疾病症状、实现康复目标的作用。

一、生物易感性（生物学解释）

生物易感性是指人与生俱来或者在成长中因某些原因导致倾向于患有某些疾病的生理特性。有些人因生理特性而容易患上糖尿病、高血压，有些人则容易患上哮喘等。同样地，有些人容易因为生物易感性而较易患上精神分裂症、双相情感障碍、抑郁症或焦虑症等精神障碍。

例如，糖尿病的生物易感性，是由于体内调节血糖的胰岛素分泌出现了问题，而胰岛素在调节糖代谢中起重要作用，因此胰岛素的缺乏导致了糖尿病。而精神疾病的生物易感性，是由于大脑中负责传递信息的化学物质（即神经递质）分泌失衡。遗传因素会影响精神疾病的生物易感性，假如直系亲属中有人患有精神疾病，那么其他家庭成员患有精神疾病的概率则比普通家庭的成员高。但是并非所有的患者家庭都有家族史。除遗传因素外，患病还可能跟其母亲孕期病毒感染、出生时缺氧以及颅脑外伤有关。

在这部分讨论中，有些患者接受力较强，那么生物易感性的解释有助于帮助患者形成对疾病的完整理解。

患者：我搞不清楚为什么会得精神分裂症？我听别人说，受刺激会导致精神病，可是我并没有遇到过太大的刺激。

治疗师：应激事件确实是导致精神疾病的重要因素之一，但并非所有的人都是在明显的重大刺激之后生病的。

患者：那还有其他什么原因吗？

治疗师：这是个很好的问题，导致精神疾病的另一重要因素，是个体生物的易感性。生物易感性说的是，人与生俱来或者成长中容易患有精神疾病的生理特点。

患者：这是遗传的吗？

治疗师：遗传、产前的营养这些都是影响生物易感性的因素。

患者：我还是不大明白什么是生物易感性。

治疗师：打个比方，最近这种天气变化得很快，忽冷忽热，体质不好的人就特别容易感冒发烧，而有些人身体体质好则不容易生病，这里体质就好比生物易感性。这样说是否清楚呢？

患者：我明白了，那是不是体质好的人就一定不会生病呢？

治疗师：不是的，体质好的人如果一直暴露在危险的环境中，也会生病。

患者：这是不是说，每个人都可能生病，只不过是可能性程度不一样而已？

治疗师：是的，非常正确。生物易感性和刺激因素的共同作用是导致精神疾病产生的原因。

需要注意，有些患者会对生物易感性的解释感到沮丧，认为这部分与生俱来的特性无法改变或难以改变，而不大愿意接受疾病的生物学解释。此时，治疗师需要理解患者的情绪表达，了解并调整其对疾病可能存在的歪曲理解，这背后往往是对疾病糟糕结局的恐惧，因此也要强化其自身的努力对改善的积极作用。

二、压力因素（社会学解释）

压力是影响精神疾病的主要原因之一，压力会诱发精神疾病的发作，也可能会使症状复发或者加重。压力是主观的体验，需依据患者个人的感受来判断。每个人的感受不尽相同，同样的一件事情，有些人感到压力，有些人却感受不到。所以识别在什么情况下会产生压力，并通过必要的方式来减轻内心的压力，对疾病的控制和复发的预防是十分重要的。下面列举了一些常见压力事件的来源。

> ☑ 任务量大：在短时间内完成太多的事情。
>
> ☑ 任务量少：整天碌碌无为，无所事事。
>
> ☑ 紧张的人际关系：经常处在吵闹、批评、愤怒的环境中。
>
> ☑ 重大生活改变：丧偶、开始一份新工作、结婚、生孩子。
>
> ☑ 经济困难。
>
> ☑ 生病或过度劳累。

✓ 酒精或物质依赖。

✓ 犯罪。

✓ 贫穷的生活环境。

治疗师：当我们谈到疾病的生物易感性时，你看起来有些沮丧，是吗？

患者：嗯，是的。因为这好像在说，我天生就是个精神病人。

治疗师：非常抱歉让你对此有这样的看法。如果你天生就是个精神病人，这意味着什么呢？

患者：我想我永远都好不了了，我天生就已经注定了。

治疗师：这样的想法确实让人沮丧。你能否告诉我，你现在跟生病时候有些什么不同吗？有没有什么改变？

患者：有的，我现在已经听不到声音了（幻听）。

治疗师：很好，那你的家人是否有感觉到你的改善呢？

患者：他们确实觉得我那段时间太不正常了，现在基本上跟往常一样了。

治疗师：你觉得自己永远都好不了，但是实际上你和家人都感觉到了自己的改善，不是吗？

患者：我明白，但这太可怕了，这些天生的问题是没有办法改变的。

治疗师：不是这样的，药物治疗可以改善生物易感性。在你之前的经历中，药物控制了声音，让你恢复到了往常的状态。

患者：嗯，这么说药物确实是有作用的。

治疗师：是的。对于生物易感性，其实每个人都自带一定概率的易感，也就是每个人都有可能会出现精神障碍，只不过程度上有所区别而已。仅仅是生物易感性并不足以导致精神疾病。

患者：嗯，那还有什么其他原因呢？

治疗师：压力同样是导致疾病的主要因素。

患者：压力也会导致精神疾病吗？

治疗师：是的，压力对我们精神状态的影响是很常见的。例如，压力会使人容易出现失眠。

患者：嗯。我感到压力时就容易睡不着觉。

治疗师：是的，很多人都有过这样的体验。压力会诱发精神疾病的发作，也可能会使症状加重或复发。因此，识别在什么情况下会产生压力，并通过合适的方式来减轻压力，对疾病的控制和复发的预防会起到很好的作用。这里，有一份关于常见压力的清单。你可以读一读吗？

患者：（朗读）

治疗师:你是否有过上面描述的压力呢?

患者:有的。

治疗师:你可以把它们圈出来吗?

患者:好的。

治疗师:你可以在旁边写下自己的经历(表 4-1)。

表 4-1 压力因素记录表

压力事件	是否有过	具体的例子
任务量大:在短时间内完成太多的事情		
任务量少:整天碌碌无为,无所事事		
紧张的人际关系:经常处在吵闹、批评、愤怒的环境中		
重大生活改变:丧偶、开始一份新工作、结婚、生孩子		
经济困难		
生病或过度劳累		
酒精或物质依赖		
犯罪		
贫穷的生活环境		
其他		

压力可能会诱发精神疾病,或者导致精神疾病的加重和复发,但是这并不意味着患者必须避免所有可能存在压力的情况。有不少的患者或家属认为,患有精神障碍的人不能再接受任何的压力,为此不再上班或上学而赋闲在家,断绝之前的人际关系而期望建立一个全新的生活状态。治疗师需要强调的是,不存在没有任何压力的生活。事实上,康复是为了让患者尽最大可能回归自己的生活,因此不可避免地要去接受生活带来的问题。患者需要回避的是那部分无法改变的压力,这里的"无法改变"是指患者不管如何努力都无法解决的问题。同时,治疗师还应帮助患者识别压力的情境,以及学习应对压力的方法,提高患者应对压力的能力。

第三节 会谈:应对"压力易感模型"

生物易感性和压力的交互作用导致精神疾病的发生,并且影响着精神疾病的进展,本次会谈聚焦在引导患者思考如何应对这两个影响因素,帮助患者

理解治疗的目标,即:

> 应对"压力易感模型"
> ☑ 改善生物易感性
> ☑ 减少压力源
> ☑ 有效应对压力

　　神经递质的失衡是导致精神疾病发生的原因之一。因此用于调整失衡状态的药物可以帮助患者有效地控制精神疾病。每个患者对药物的应答具有个体差异。也就是说,药物的起效时间不同,效果也不同。同样的药物用在这个人身上能非常好地控制症状,但是对另一个人就不一定能起效。此外,由于药物可能会阻断正常功能的受体,因此还会导致不良反应的发生。

　　药物并非是万能的,当前还不能完全治愈所有的精神疾病。尽管药物现在还存在不足的地方,但坚持药物治疗是消除或缓解精神症状和预防疾病复发最有效的方法之一。如果患者有过复发的经历或者体验过药物副作用,而怀疑药物治疗的必要性,那么治疗师可以帮助患者对比服药前后的改变,加强其对药物治疗的认识,从而强化其服药依从性。

　　治疗师:在上次会谈中,我们了解到了生物易感性对精神疾病的影响,同时也了解到改善生物易感性是治疗精神疾病重要方法之一。我们知道,精神疾病的生物易感性,是神经递质紊乱的缘故。

　　患者:嗯。

　　治疗师:对于改善神经递质的紊乱,你觉得有什么样的方法呢?

　　患者:手术?

　　治疗师:嗯,你还可以说得更多一些吗?

　　患者:有人说可以做个手术,把那部分坏的脑组织切除。

　　治疗师:过去曾有科学家做过这样的手术,结果并不是很成功。虽然手术可以改善部分的症状,但一些患者也留下了不可挽回的损失,如记忆、智能和人格障碍等。由于目前精神分裂症的病灶尚不清楚,手术还不是常用的方法。还有其他的吗?

　　患者:药物,我一直在服药。

　　治疗师:很好,药物是消除或缓解精神症状以及预防疾病复发最有效的方法之一,也是精神分裂症首选的治疗手段。药物是否也给你带来帮助了呢?

　　患者:它消除了我的幻听,让我不再感到害怕。

　　治疗师:看来药物确实在你身上起效了。

患者：可是我一不吃药，就不行了。

治疗师：当前的药物确实还不能根治这个疾病。

患者：那我还有必要吃吗？你知道吗，吃药之后我会手抖，厉害的时候，连碗都端不稳。

治疗师：哦，看来药物治疗疾病的同时还带来了明显的不良反应。那你现在还在服用药物吗？

患者：有的。因为我很害怕疾病复发，那太恐怖了。

治疗师：那药物的不良反应呢，是否还那么困扰你呢？

患者：医生给了我另外的一种药，吃了之后，就没之前抖得那么厉害了。

治疗师：太好了，不良反应得到了控制。确实，当前的药物尚不能完全治愈精神分裂症，还可能会带来一些不良反应；但是药物能够控制精神症状，还能预防疾病的复发。在不服药的情况下，精神分裂症在两年内的复发率几乎百分之百。权衡利弊，药物治疗对精神分裂症患者来说是非常必要的。

有些时候，尽管治疗师就服药的利弊与患者反复做了讨论，但患者依然十分抗拒服药。那么，继续给患者施加压力，要求他们接受药物治疗，可能会导致治疗关系的破坏，而患者依旧会出现停药的情况。在这种极端的情况下，治疗师可以强调自己愿意和他们一起去决策，即使他们决定在接下来停止服药，但是在这之前治疗师需要与患者讨论更多关于如何监测疾病复发征兆的内容，以防止疾病复发时患者没有得到及时的处理。例如在降低剂量的过程中必须坚持监控自己的改变，并且定期的复诊。

治疗师：今天你是否想继续谈谈用药的事情？

患者：是的，这对我以后的生活非常重要。

治疗师：我能理解。在这之前，我们讨论了很多关于服药的事情。我不得不说，你比三个月前的状态好了很多，那时候你有一些关于别人在监控和跟踪你的想法，有很多声音在你耳边不断地威胁你，你很恐惧而无法出门，甚至曾有过自伤的行为。那么现在，你对服药是什么样的看法？

患者：我不想吃这些药物，我知道家人不会同意我这么做，但是你知道的，他们不能每时每刻都跟着我，我有办法把药物吐掉。

治疗师：我相信，服药的最终选择权在你手上。

患者：……（笑）

治疗师：你想到了什么？

患者：我觉得这很搞笑，在医院里面不管我多拒绝，都是没有用的，我一点控制力都没有。

治疗师：那是因为你的病情变得糟糕，使你失去了许多的控制力，生病让你做出了很多让人担心的事情，因此别人不让你有控制力。但是现在你的问题已经得到了解决。

患者：我确实感觉比之前好多了，但是我并不觉得是药物帮助了我。

治疗师：那你是怎么想的呢？

患者：我觉得是那些要伤害我的人认为我没有价值了，所以他们放弃控制我。

治疗师：好的，但我有个担心，停止服药的后果可能会很不好，你可能会重新体验这些感受。你知道，医生也嘱咐过你，你也明白你的家人希望你怎么做。

患者：我不会再听他们的，我能够自己做决定。

治疗师：是的，目前你确实有能力为自己做决定。我想说，尽管你决定在接下来停止服药，但我依然愿意和你一起去面对接下来可能出现的问题。我们可以做一些协定，从现在开始，如果三个月后你依然决定停药，那么我们需要做一些密切的监测。

患者：为什么你要这么做？你一直认为我是需要服药的。

治疗师：因为你的想法才能最终决定是否继续坚持治疗，虽然我有所担心，但是我仍然愿意和你一起面对和解决有可能出现的问题。我需要你在停药之后必须坚持复诊，按照你的医生给你设置的时间。除此之外，你在降低药物或者停药过程中需要坚持做监测，记录你每天的改变，警惕过去的经历又再次出现。

患者：好的。

治疗师：让我们把约定写下来，这样会更加清楚。

改善生物易感性的另一种方法是避免使用酒精或其他精神活性物质，如尼古丁、吗啡、氯胺酮等。这些物质的使用，会影响大脑神经递质的平衡，导致症状的加重、降低药物疗效以及提高药物不良反应的发生风险。治疗师在这部分中要重点引导患者思考杜绝酒精和精神活性物质使用的必要性。如果患者酒精依赖或者吸毒成瘾，便还需要引导患者接受戒断治疗（withdrawal treatment）。

治疗师：改善精神疾病的生物易感性，除了药物治疗，还有一种方法是避免使用酒精和毒品，你知道为什么要这么做吗？

患者：毒品可能会致幻，我在视频上了解过有些人吸毒之后会出现幻觉。

治疗师：是的，吸毒对人体的影响最主要表现在对中枢神经系统的毒害，它可以直接损害大脑的结构和功能。

患者：这听起来好严重。

治疗师：是这样的，所以避免使用毒品是改善生物易感性的重要方法之一。

患者：那酒精呢？在节假日的时候，我喜欢和家人喝一点小酒。

治疗师：酒精虽然不像毒品那样会对神经系统带来那么大的伤害，但是它同样会影响大脑神经递质的平衡，造成症状的反复。因此在服药期间，也应该避免喝酒。

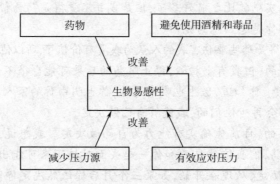

我们可分两个部分讨论压力的应对，即减少压力源以及提高有效应对压力的技巧。减少压力源是帮助患者从源头上减少压力的产生，尤其是那些难以解决的问题；而对于那些无法避免的问题，应帮助患者提高应对压力的能力。

下面描述了常见的减少压力源的途径：

- ☑ 确认曾经让你感到压力的情境，思考解决的方法以减少压力
- ☑ 设置合理的期望，不要太高或太低
- ☑ 做一些有意义的活动，例如工作、义工等，或者做些感兴趣的事情
- ☑ 保持健康的生活方式，均衡饮食、规律睡眠和适度运动
- ☑ 建立良好的人际关系，寻找那些可以分享心事的朋友
- ☑ 避免或减少接触那些经常会跟你争吵或者批评你的人
- ☑ 肯定自己的才能和优势，不要对自己太严厉

治疗师可以与患者从讨论"如何减少压力源"开始，回顾过去曾经使用过的方法，并了解其有效性及对症状的影响；另外，鼓励患者尝试新的方法。可以运用下面的练习来记录患者的答案（表4-2）。

表4-2　减少压力源的清单

减少压力源的方法	我曾使用过的方法	我希望将来尝试的方法
关注曾经感到压力的情境		
设置合理的期望		
做一些有意义的活动		

续表

减少压力源的方法	我曾使用过的方法	我希望将来尝试的方法
保持健康的生活方式		
建立良好的人际关系		
避免争吵或批评		
肯定自己的才能和优势		
其他		

治疗师：接下来，我们将讨论一下"如何减少压力源"。对此，你有什么好的建议呢？

患者：我习惯找找朋友，跟他们谈谈心。

治疗师：找朋友谈心是你应对压力的常用方法吗？

患者：是这样的。

治疗师：嗯，我想再谈论一下你在压力出现之前的情况。也就是说，你是否可以思考如何避免压力的出现，你刚刚提到的是关于压力出现了之后的应对方法，是吗？

患者：是的。（沉默）

治疗师：你想到了什么了呢？

患者：我想到了很多关于应对压力的方法，但并不是避免压力出现的方法。你是否能提供一些方法呢？

治疗师：好的，例如去关注那些曾让你感到压力的场景，这是否有用呢？

患者：哦，是的，我能回避那些经常让我感到压力的场景。

治疗师：是的，那你是否留意过那是什么样的情景呢？

患者：比如说在同一时间内需要准备很多的工作，这会让我筋疲力尽。

治疗师：接受太多的任务确实是一个压力源。

患者：嗯，不过太过于空闲的生活也会让我挺不自在的。

治疗师：很棒，你已经找到了两个容易让你感到压力的情景，我们可以记录下来……还有更多的吗？

…………（继续引导患者发现更多的压力源）

治疗师：很好，这里还有一份关于如何减少压力源的清单，你可以阅读一下上面的内容。

患者：好的。

治疗师：这当中有哪些方法对你来说是有效的呢？

患者：设置合理的期望。

治疗师:嗯?

患者:我经常给自己一个更高的要求,我总认为应该完美地完成每一件事情,这很困难,对吧?

治疗师:嗯,这确实很困难。

患者:是的,所以我经常被搞得焦头烂额。别人说我不容易满足,即使在别人看来,我干得还不错,但我总觉得还差很远。

治疗师:所以过高的目标会让你感到沮丧,是这样吗?

患者:是的。

治疗师:这还会给你带来什么样的变化?

患者:我会因此失眠,睡得特别不踏实。

治疗师:还有吗?

患者:我会感觉声音会变得越来越多,而且越来越清晰。

治疗师:你是说幻听吗?

患者:是的。

治疗师:过高的目标会让你感到沮丧,还会影响你的睡眠,甚至使幻听增加。那你是否会尝试给自己设置一个更合适的目标呢?

患者:我会试着这么做。但我不确定自己是否能做得到。

治疗师:改变一个习惯并不容易。你平时会在什么地方给自己设置一个更高的要求呢?

患者:比如说在学习方面,尽管不大可能,但我还是会要求自己每次考试都名列前茅。

治疗师:名列前茅具体是什么样的名次呢?

患者:前三。

治疗师:那实际上呢,在你过去的考试当中,你能获得什么样的名次?

患者:不一定,有些时候好些,有些时候差些。

治疗师:大概会在什么样的范围呢?

患者:前十名还是有的。

治疗师:好的,那么把自己的要求定在前10名,会带给你什么样的变化呢?

患者:我会轻松很多。

治疗师:很棒。你会试试看吗?

患者:会的。

避免压力源是减少压力的有效方法,但是压力并不能完全避免,没有压力的生活并不存在。因此,提高应对压力的技巧,可减少压力对患者造成的影响。以下是常见的应对压力的技巧:

☑ 跟信任的人讨论自己的感受。

☑ 运用放松方法,例如深呼吸、冥想、想象愉悦情境、肌肉渐进放松法等。

☑ 使用积极自我谈话,面对压力时对自己说"这只是一个挑战,我能够处理好它"。

☑ 保持幽默,尝试积极地看待问题;看一些喜剧电影、书或卡通。

☑ 散步或其他类型的运动。

☑ 在日记里写下自己的想法和感受。

☑ 绘画或创作。

☑ 思考解决问题的方法。

☑ 建立兴趣,例如烹饪、园艺、阅读或听音乐。

在讨论应对压力的技巧时,治疗师可以借鉴"如何减少压力源"的询问方式,讨论如何使用应对压力的方法,包括过去曾经使用过的和将来希望尝试使用的方法。有以下句式可以参考:

☑ 什么样的办法可以帮助你应对压力?

☑ 它对你是有效的吗?

☑ 你会继续使用这样的方法吗?

☑ 你会在将来尝试这样的方法吗?

☑ 你打算怎么开始?

帮助患者将有效的方法记录在以下表格中,建议患者练习或实践一种新的应对压力的方法(表4-3)。

表4-3 压力应对记录表

应对压力的方法	我曾使用过的方法	我希望将来可以尝试的方法
跟信任的人谈论自己的感受		
放松方法		
积极自我谈话		
保持幽默		
散步等运动		
写日记		

续表

应对压力的方法	我曾使用过的方法	我希望将来可以尝试的方法
绘画或创作		
解决问题		
建立兴趣		
其他		

从患者自身的优势出发，帮助他们发展有效的应对压力的方法，是治疗师聚焦的重点。但有些时候，患者独自面对压力可能是有困难的，他们需要更多的治疗方案的帮助。而临床工作中，我们会发现很多患者及家属除了药物治疗之外，对其他治疗的方案知之甚少，能够合理选择治疗方案的患者更是少之又少。

我们相信每个患者都是自己症状的专家，且十分清楚什么会让他们感觉更好或者更糟糕。因此，治疗师要在必要时向患者介绍更多的治疗方案，这可以帮助他们选择合适的方案，并逐步降低生物易感性和压力对疾病的影响。下面表格是常见的可供选择的治疗方案（表4-4）：

表4-4 降低生物易感性和压力的治疗方案

康复目标	供选择的治疗方案
从其他精神障碍患者中获得支持和相关知识	同伴支持小组 团体心理治疗
在专业人士或团体的帮助下解决个人的烦恼	个体心理治疗 团体心理治疗
寻找或维持有效的药物治疗	精神科医师
提高交流技巧	社会技能训练小组 团体心理治疗
改善家庭关系	家庭心理治疗 家庭支持小组
增加日常活动	社区服务中心 义工服务
获得工作	庇护工场 人才市场

注：团体心理治疗（group psychotherapy），个体心理治疗（individual psychotherapy），社会技能训练小组（social skills training group），家庭心理治疗（family psychotherapy），家庭支持小组（family support group），社区服务中心（community service center），庇护工场（sheltered workshop）

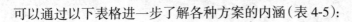

可以通过以下表格进一步了解各种方案的内涵（表 4-5）：

表 4-5　降低生物易感性和压力的治疗方案详细说明

治疗方案名称	治疗内容说明	可能获得资源的途径
同伴支持小组	同伴支持小组（peer support group），是由具有相同问题的成员组成，成员为彼此提供各种类型的帮助，通常是非专业性的和非物质性的帮助。成员会聚在一起共享应对策略，分享个人经验、听取和接受他人的经验，彼此相互理解和支持。小组以多种形式维持人际交往，传统上常是面对面的交流，现在还可以通过电话、短信、邮件或者在线的交流进行	网络资源；医院；病友；社区服务中心等
团体心理治疗	团体心理治疗，一般是由 1~2 名治疗师主持，治疗对象可由 8~15 名具有相同或不同问题的成员组成。治疗期间，团体成员就共同关心的问题进行讨论、观察和分析有关自己和他人的心理与行为反应、情感体验和人际关系，从而使自己的行为得以改善。每周 1~2 次，每次时间 1.5~2h，治疗次数可视患者的具体问题和具体情况而定	医院；具有资质的心理咨询机构等
个体心理治疗	个体心理治疗，由心理治疗师与患者一对一的治疗，治疗对象是有精神障碍的患者，以临床心理学理论为指导，以良好的医患关系为桥梁，运用临床心理学的技术与理论治疗患者心理疾病的过程。每周 1~2 次，每次 50min。治疗次数视患者的具体问题和具体情况而定	医院；具有资质的心理咨询机构；社区服务中心（可提供个案跟进）等
家庭心理治疗	家庭心理治疗是以家庭为干预单位，通过会谈、行为作业及其他非言语技术消除心理病的病理现象，促进个体和家庭系统功能的一类心理治疗方案。每周 1~2 次，每次 1~1.5h。治疗次数视家庭的具体问题和具体情况而定	医院；具有资质的心理咨询机构
社会技能训练小组	社会技能一般是指一个人有效地应付日常生活中的需求和挑战能力，它使一个人保持良好的精神状态，在他所处的社会文化环境中，在与他人的交往中表现出适当的和健康的行为。社会技能训练小组，是指专业的心理治疗师、心理咨询师或社会工作者指导患者进行技能训练的小组。小组的次数视具体内容而定，每次时间为 1.5~2h	医院；具有资质的心理咨询机构；社区服务中心等

续表

治疗方案名称	治疗内容说明	可能获得资源的途径
社区服务中心	社区服务中心是专业的社会工作者运用社会工作的方法,协助他人克服个人和社会问题,促进人际关系和谐,从而改善生活环境、生活矛盾的机构。社区服务中心承担政府委托的社会事务等方面的管理和服务项目,如为精神障碍患者提供社区康复训练、心理疏导、危机介入、个案跟进服务等	可在当地社区服务网搜索该社区的服务中心。如广州社区服务网查询
庇护工场	庇护工场是为身心障碍者提供庇护性就业的一种模式。服务对象为年满15周岁具有就业意愿、而就业能力不足,无法进入竞争性就业市场,需长期就业支持的身心障碍者	社区服务中心,可在网络上搜索当地庇护工场,如广州市残疾人就业培训服务中心(春晖庇护工场)
人才市场	人才市场,属于人力资源社会保障局管辖,农民工市场、劳务市场、劳动市场、劳工市场、职业场、就业市场、求职市场、招聘市场、人力市场等,是指适龄劳工供求的市场。人才市场是企业、事业单位进行招工、招聘,劳动者进行求职、投递填写简历的市场	可在网络上搜索当地人才资源和社会保障局,如广州市人力资源和社会保障局

　　值得注意的是,有些患者不愿意自行决定参加何种治疗,他们更愿意治疗师为他们作决定。这部分患者可能有过不被支持或者被否定的经历,以至于他们不能表达或者践行自己的意愿。此时,治疗师不是直接为患者做出选择或者决定,而是通过表明对患者意愿的重视,强调与他人协作这一决策的重要性,鼓励患者对治疗提出自己的意见和看法。有些患者在过去曾对治疗有过负面的经历,因此,在治疗中表现出阻抗。面对这样的问题,治疗师要让他们有时间去谈论自己的经验和感受,但并不是把整个会谈都用于回顾过去,需要让患者知道现在有更多有效的治疗策略。例如,更多有效的药物被开发出来,心理治疗被有效地运用在疾病的管理和康复中等。

　　有些患者希望在 IMR 当中解决所有的问题,这是困难而且不切实际的,治疗师在模块的指导下为患者提供帮助,因此,对于那些超出内容范围的问题,治疗师就应当根据患者个人状况以及社区资源,帮助患者从不同的治疗计划中选择符合康复目标的方案。

要 点 重 述

★ 精神疾病的发生受生理因素和压力共同影响。

★ 压力可以加重症状或诱发症状的出现。

★ 药物治疗及避免物质滥用的主要目的是降低生物易感性。

★ 心理治疗的主要目的是学会减少压力的影响和提高压力应对能力。

★ 了解的相关知识越多,就越有可能做出正确的选择。

★ 选取适合自己的治疗方法是非常重要的。

第五章

药物自我管理

药物治疗的依从性是一个值得重视的问题。在精神分裂症的治疗过程中,患者需要经历长期的药物维持治疗阶段。但是药物的维持治疗是个艰难的问题。长期服药,即使对于正常人来说,也是一件困难的事情;精神分裂症患者可能由于疾病的自知力受损和药物的不良反应而拒绝服用药物。因此,本章将介绍如何激活患者服药的主动性,讨论如何帮助患者进行药物自我管理。

一、内容与结构

本章旨在关注患者的服药问题,帮助患者获得抗精神病药物的知识;结合康复目标,让患者了解药物的作用,意识到药物维持治疗的益处,提高患者服药的依从性;识别和处置药物的不良反应;学会药物自我管理,掌握合理的服药方法并正确地服用药物;学习评价药物的作用,加强与主管医生的有效沟通,实现药物治疗获益的最大化。

二、治疗中的策略

(一)动机策略

探索药物治疗对实现患者目标的作用,是实现药物维持治疗的落脚点。在接纳疾病的过程中,患者认识到自己患有精神疾病并需要长期服药,这可能在一定程度上会让患者感到沮丧,治疗师需要给予理解,让患者有足够的时间去表达自己的失落,并真诚地欣赏患者在过去所做出的努力。帮助患者分析药物治疗的利弊,结合康复目标,选择合理的治疗方案。

(二)心理教育策略

某些时候,患者鉴于过去的经历而对药物存在一些误解,提供新的信息可以帮助他们修正一些错误的认识。抗精神病药物是精神分裂症患者控制精神病性症状的主要药物,但考虑精神分裂症可能会伴发其他症状,患者还可能会接受心境稳定剂、抗抑郁药、抗焦虑(镇静药)药以及其他一些药物的治疗。患者还应在治疗师的帮助下了解药物起效的机制及常见不良反应的处理,以获得对药物良好的掌控感;认识不同阶段用药的目的,以强化患者服药的动机,建立合理的服药习惯。

（三）认知行为策略

对于某些患者而言,药物是一个充满争议的话题,他们对药物抱有偏执的看法。治疗师应避免直接挑战患者的想法,或者与患者争论,导致治疗变成对抗的局面。治疗师应耐心地了解患者如何形成这样的看法,提供正确的信息,并关注患者的想法和情绪感受及行为应对。受精神病性症状的影响,有些患者会将服药的不良反应做妄想性的解释,对于轻中度的妄想,认知的挑战与重建可能会获得不错的结果;但对于重度的妄想来说,认知的工作可能会显得很困难。案例中的患者将锥体外系不良反应理解为自己被他人所控制,治疗师在不直接挑战患者认知的情况下,积极帮助患者寻求主管医师的干预,并及时地获得反馈,让患者更有可能接受对药物不良反应正确的理解。

第二节 会谈:精神药物的知识

由于对精神药物知识的匮乏,很多患者及家属并不清楚药物的作用,对于急性期、巩固期和维持期的服药存在误解。此外,自知力的缺乏也是影响治疗依从性的重要因素,导致足量、足疗程的治疗过程无法得到保障,最终的结局往往是疾病的状况控制欠佳,疾病反复发作,患者的社会功能逐年下降。

本次会谈,我们将帮助患者获取常见精神药物的知识,包括以下的内容:

> ☑ 常用精神药物简介。
> ☑ 药物是如何起作用的。
> ☑ 结合康复目标,谈论药物的益处。

在精神分裂症患者的康复治疗中,使用抗精神病药物是控制精神病性症状(精神病性症状是诊断精神分裂症的症状标准之一)的重要方法。但是抗精神病药物并不是精神分裂症患者唯一使用的药物。到目前为止,精神分裂症的治疗依旧是一种对症的治疗,即临床医师会根据患者的症状而选择适合的药物。考虑精神分裂症可能会伴发其他症状,如冲动、抑郁、焦虑、强迫等,因此临床医师在治疗中可能会使用到除抗精神病药物以外的心境稳定剂、抗抑郁药、抗焦虑(镇静药)等。例如,有些精神分裂症患者会服用氟西汀,而氟西汀是一种抗抑郁药。氟西汀可以用于治疗精神分裂症患者伴有的焦虑或抑郁的情绪。

一、抗精神病药

20 世纪 50 年代以来,抗精神病药被广泛应用于治疗各种精神病性症状。抗精神病药分为两大类,即典型抗精神病药和非典型抗精神病药。

典型抗精神病药,又称第一代抗精神病药,其主要作用机制是阻断中枢神经系统多巴胺通路中的多巴胺受体,对精神分裂症的阳性症状有效,可以有效控制幻觉、妄想、行为紊乱等精神病性症状。但是,典型抗精神病药对认知功能、阴性症状的改善效果欠佳,而且锥体外系不良反应和自主神经功能障碍等不良反应较多见,常导致患者的药物依从性差。

非典型抗精神病药物,即第二代抗精神病药,其药理特性表现在对多巴胺受体、5- 羟色胺受体、谷氨酸受体等都有广泛的作用,可以有效地控制精神分裂症的阳性症状和阴性症状,并在一定程度上改善患者的认知功能,且不良反应较典型抗精神病药轻且少。但是,非典型抗精神病药并非总是优于典型抗精神病药物,如对急性起病、攻击性行为的控制欠佳,代谢综合征的发生率较高等。见表 5-1。

表 5-1　常见抗精神病药物

	化学名称	商品名称
典型抗精神病药	氯丙嗪	
	硫利达嗪	
	奋乃静	
	三氟拉嗪	
	氟奋乃静	
	氟奋乃静癸酸酯	
	氯丙噻吨	
	氟哌噻吨	
	氯哌噻吨	
	氟哌啶醇	
	氟哌啶醇癸酸酯	
	五氟利多	
	舒必利	

续表

	化学名称	商品名称
非典型抗精神病药	氯氮平	
	利培酮	维思通
		醒志
		思利舒
		单克
		索乐
	帕利哌酮	芮达
	齐拉西酮	思贝格
		力复君安
		卓乐定
	奥氮平	再普乐
		欧兰宁
	喹硫平	思瑞康
		启维
	阿立哌唑	安律凡
		博思清
	氨磺必利	索里昂
		帕可

　　精神药物（包括抗精神病药物、心境稳定剂、抗抑郁药、抗焦虑药）的药理学机制是作用于中枢神经系统的神经递质而起到改善精神症状的作用。神经递质是神经信号传递中充当"信使"的特定化学物质。不同的精神药物所作用的靶点是不同的，包括多巴胺、5-羟色胺、谷氨酸、去甲肾上腺素等受体，也有些药物是同时作用于多受体的；另外，不同的精神药物的作用位置也是有差别的，如突触前膜或突触后膜。治疗师在对药物作用解释时，未必需要这么详细地呈现其药理的机制，但展现这一部分的教育不仅可以增加患者对药物的理解，还可以提升患者对疾病的掌控感。我们常用的做法是介绍药物对神经递质的协调作用以起到神经传导的再平衡，最终控制精神症状。见图5-1。

患者：我不太明白药物是如何起效的？

治疗师：这是个很好的问题，我很好奇你为什么会这样问呢？

患者：不是说精神分裂症的病灶还没有找到吗？这样吃药是不是会把我

吃坏?

治疗师:所以你对药物是如何起效的感到困惑。尽管目前对精神分裂症的病灶尚未有定论,但大量的研究显示,药物作用于中枢神经系统的某些神经递质,可以起到改善精神症状的作用。我们来画一个图表示。

患者:嗯。

治疗师:大脑是我们身体的"司令部",它最基础的结构是神经细胞,我们叫神经元,也就是说大脑通过神经元来传递信息。神经元与神经元之间不是叠合在一起的(用两个拳头做形象的比喻),中间留有一块缝隙,这个地方叫神经间隙。那么他们之间的联系就需要一些介质来传递,把这个神经元的信息传给下一个神经元,这些介质叫神经递质。

患者:哦,好像个快递员。

治疗师:是的,非常形象的比喻。而精神分裂症的病因,可能是由于这些神经递质发生了紊乱,导致信息传导功能的问题。而药物就是作用于这些神经递质。

患者:哦,所以药物让这个地方的神经递质不再紊乱。

治疗师:是的,因此发挥改善精神症状的作用。这样说是否足够清楚呢?

患者:我好像明白了。

治疗师:好的,你能用自己的话总结一下这个原理吗?

患者:嗯,药物改善了神经递质的紊乱,然后起到治疗精神分裂症的作用,这样对吗?

治疗师:非常准确。这当中有两个重点,一是精神分裂症的病因可能在于神经递质的紊乱;二是药物改善神经递质的紊乱而发挥治疗作用。

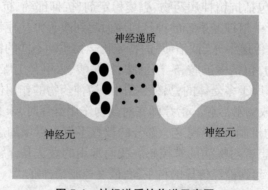

图 5-1 神经递质的传递示意图

目前的抗精神病药物尚不能彻底地根治精神分裂症,同时结合疾病反复发作的特点,所以对于精神分裂症需要进行长期的维持治疗以减少复发的风险。临床上,精神分裂症的治疗过程通常被划分为三个阶段,即急性期治疗、巩固期治疗和维持期治疗。根据自然病程呈现的特点,每个阶段的治疗目标各有侧重(表5-2)。

表5-2 精神分裂症治疗过程

治疗阶段	阶段特点	治疗目的
急性期治疗	精神病性症状突出	尽快缓解主要症状,争取最佳预后
巩固期治疗	急性期的精神病性症状缓解,但是急性发作尚未完全结束,还可能发生症状的复燃(复燃是指症状的波动,而不是复发;复发是指急性期结束后,再次出现症状)	防止复燃或波动,巩固疗效;控制预防精神分裂症后抑郁;促进社会功能恢复;预防和控制长期用药的不良反应
维持期治疗	症状基本缓解,但存在高复发率	预防和延缓复发,改善社会功能

有些时候区分治疗期可能是有困难的。例如患者的幻听、妄想症状缓解了,但是仍有持续的情感症状,那么巩固期治疗的目的就不仅巩固疗效,防止复燃,还要继续控制持续存在的症状;同理,维持期治疗可能也需要持续地控制阳性或阴性症状。尽管如此,谈论这一部分内容依然是有实际意义的,可以增加患者对治疗用药策略的了解。此外,我们还可以通过治疗不同阶段来了解药物不良反应的处理。这部分,我们将在下一节"识别和处置药物不良反应"的会谈中提到。

急性期与巩固期的治疗,重点在于控制精神病性症状,并且巩固疗效,这是患者及家属比较容易理解与接受的。但是,有些患者和家属对维持期治疗缺乏足够的认识,而忽略其重要性。精神分裂症在首次发作后,大多数的患者会出现病情反复。随着病情的反复发作,会导致患者的治疗难度增加,疗效下降,患者的社会功能水平也会逐渐衰退。针对这样的情况,治疗师应立足一个现实,即抗精神病药的维持期治疗对减少精神分裂症复发早已得到公认,并向患者和家属传递这一信息;尤其对有过复发经历的患者而言,了解其复发前的服药情况可以强化药物治疗的重要性。

对于药物的治疗阶段,大多数患者还会关注到治疗时间的问题。临床上,治疗时长明显存在着个体差异。急性期通常需要6~8周,巩固期疗程至少6个月,而维持期的时间长短要依据患者个体的疾病特点及发作次数决定,一般认为不少于2~5年,对5年内有2次以上(包括2次)发作者应长期维持治疗(参照《中国精神分裂症防治指南》第二版)。

对于回应治疗时间的问题,治疗师首先需要关注和理解患者对治疗时间背后的担忧,即长时间的服药可能会带给患者什么样的问题。其次,针对不同的问题进行处理,调整患者可能存在的对药物的误解(认知策略),对服药进行正常化教育(心理教育策略),讨论患者服药的利弊以及对实现康复目标的作用(动机策略),并帮助患者发展应对和解决困难的方法和能力(行为策略)。

患者对治疗时间的担忧:

- ☑ 长期服药会让我的身体变得糟糕
- ☑ 服药会不断在提醒我是个患者
- ☑ 我跟别人不一样
- ☑ 别人会认为我是个怪物,并疏远我
- ☑ 我已经好了,我不再需要服药了
- ☑ 这会让我承受太大的经济压力
- ☑ 我永远也好不起来
- ☑ 我一辈子都毁了
- ☑ 没有人愿意和精神病人交往
- ☑ 别人会看不起我
- ☑ 恋爱或婚姻的失败

治疗师:你看起来有些忧郁?

患者:是的,我什么时候才能停药呢?

治疗师:嗯,你最近感觉怎么样?

患者:感觉自己的状态还不错,基本上已经听不到那些骂我的声音了。感觉药物是有效的,我已经好了,不需要再吃药了。

治疗师:药物对你有不错的效果真是令人开心,但是可以说说你为什么觉得现在可以停药?

患者:我已经好了啊,为什么还要继续吃药呢?

治疗师:我很能理解你的心情,但是精神分裂症这个病有点不一样。研究认为,精神分裂症是由于人脑部传递信息的化学物质浓度失衡导致的。不知道你有没有听过内分泌失调呢?

患者:听过的。

治疗师:其实这个病可以理解为脑部内分泌失调。你印象中内分泌失调是如何治疗的呢?

患者:一般好像都是中医调理。

治疗师:中医调理需要一定的时间,这个病的治疗也是一样。先要把脑部的内分泌水平恢复到正常,然后还是需要维持一段时间,让大脑去适应这个新的平衡过程。当大脑适应了这个新的平衡以后，我们需要让这种新平衡巩固一段时间，让大脑得到更好的恢复，就像伤口结痂的时候，我们感觉到不痛了，但痂下面的皮肤没长好，这时如果我们磕碰到它，伤口就会很容易再次受伤，很难彻底愈合。同样，如果我们停药太快，就会让大脑的内分泌再次打乱，很可能会导致复发，并且治疗难度会显著增加。

患者：那我要吃多久药？

治疗师：目前还不能确定。如果继续服药，这对你意味着什么？

患者：别人会认为我是个怪物，没有人想和怪物做朋友。

治疗师：如果真的是这样，那真的太糟糕了。服药会让你看起来像个怪物吗？你遇到别人说过这样的事情吗？

患者：我联系不上我的朋友，她把我电话号码拉黑了。

治疗师：她知道你服药的事情吗？

患者：是的，我告诉过她，之后我就打不通她的电话了。

治疗师：她说服药让你看起来像个怪物？

患者：没有，我想她应该是这么想的。

治疗师：这确实是件令人伤心的事情。如果失去这个朋友会对你造成什么样的影响？

患者：我很伤心。

治疗师：可能会给你带来最糟糕的结果会是什么样的？

患者：我可能会伤心一段时间，但我想会慢慢振作起来。

治疗师：嗯，是不是知道你情况的朋友都把你拉黑了呢？

患者：没有。

治疗师：有些朋友依然保持和你联系，对吗？

患者：是的，我有个高中的朋友，她会经常关心我。

治疗师：她是怎么样看待服药这个事情的？

患者：她说我现在看起来好多了，前段时间我看起来太疯狂了。

治疗师：那你的家人呢？

患者：他们也认为是这样的。

治疗师：你认同他们的判断吗？药物让你看起来好多了？

患者：我看过他们录下来的视频，确实很疯狂。

治疗师：所以，服药让你恢复了正常。

患者：是的，可是没完没了的服药太让人难受了。我真的想要停药了，我不想再吃了。

治疗师：或许我们可以一同来评估维持服药或停药将给你带来的利弊，之后你再做决定，你觉得这样行吗？

患者：好的。

下面的内容，治疗师引导患者评估不同的服药计划将带来的好处和坏处。治疗师应尊重患者的决定，治疗师的任务只是将可能发生的结果呈现给患者，并帮助他们做出改变，减少负面影响。因为信息的不对称，患者可能会忽视维持治疗的重要性，治疗师在利弊分析中，可以倾向性地挖掘患者停药可能带来的问题。

治疗师：虽然我们现在还不能确定什么时候才能停药，但我们见过不少患者在医生的指导下可以减药甚至停药；当然，也有一部分患者没有完全停药，但药物没有对他们的生活带来负面的影响，而且可以让他们一步步实现自己的康复目标。

患者：真的可以吗？

治疗师：当然，你之前不是提到想要重新回到大学读书？我们看看服药对你这个康复目标有什么帮助？

我们注意到上述的交谈中，患者表现出希望停药的想法，这在临床中是很常见的，作为治疗师要能对患者这种想法及时共情，表示理解，引导患者说出想要停药的原因。有时可能是由于对疾病的认识不足，如上面的例子，此时是进行疾病教育很好的时机。有时是不能耐受药物的不良反应，此时应鼓励患者说出各种不良反应，并引导患者和医师合作找出解决的方法。有时是因长期服药给患者带来病耻感，从而对服药抵触，此时需要支持性的引导，同时灌注希望。治疗师要学会使用开放性的回答，既不做无依据的承诺，也不立即告诉患者不能停药，而是引导患者看到成功的个案，让他们看到希望。对于反复停药复发的患者，目前的治疗理念确实不建议患者停药，我们可以这样告诉患者："根据目前医学发展的水平，可能无法提供让你停药的治疗方案，但医学在不停发展，可能在将来的哪一天，这个目标可以实现。但尽管如此，你可以想想，在此之前，我们可以做些什么去实现你的康复目标？"很多时候，患者会把停药作为最终康复目标，此时治疗师要敏锐地察觉，并帮助患者发现有没有其他同样重要的目标。我们不是否定患者想停药的目标，而是把它变成一个远期目标，当前主要工作是引导患者发现，并实现其他更重要的康复目标。

有些时候，尽管治疗师与患者针对服药的利弊、服药对实现康复目标的作用、对药物存在的不合理想法反复做了讨论，但患者可能由于自知力缺乏或其他的原因，依然十分抗拒服药。那么这时候强迫他们接受药物治疗，或者对患者的选择表示失望，很可能会影响治疗关系。在这样的情况下，更合适的处理方式是,治疗师表达对患者停药的理解,并商讨停药后的监控,希望患者在疾病发生变化的时候可以得到及时的处理。对话详见第四章"压力易感模型"的会谈中的挑战。

二、心境稳定剂

心境稳定剂(又称情感稳定剂)帮助治疗极端情绪变化(波动从最高的躁狂情绪,到最低的抑郁情绪)的问题。在躁狂时,患者可能会出现明显异常的情绪高涨,或者易激惹;自尊心膨胀或夸大;睡眠的需求减少;比平时更健谈或者有持续讲话的压力感;意念飘忽或主观感受到思维奔逸;注意力太容易被不重要或无关的外界刺激转移;有目标的活动增多(工作或上学时的社交,或性活动)或精神运动性激越(如坐立不安,无目的性的活动增多,对外界刺激过度反应);过度地参与那些可能产生痛苦结果的活动(如无节制的购物,轻率的性行为,盲目的商业投资等)。在抑郁时,患者可能会出现情绪低落,所有或几乎所有的活动兴趣或愉悦感明显减少,在没有节食的情况下体重明显减轻,或体重增加(在一个月内体重变化超过原体重的 5%);失眠或睡眠过多;精神运动性激越或迟滞(坐立不安或变得迟钝);疲劳或精力不足;过分地自责、内疚;认知能力下降(思考能力下降、注意力不集中、难以做决定);反复出现死亡的念头或自杀企图。常见的情感稳定剂包括了碳酸锂、丙戊酸钠和丙戊酸镁、拉莫三嗪、奥卡西平、卡马西平等。

在心境稳定剂的自我管理中,患者需要了解的重点内容:

(1)心境稳定剂特别是丙戊酸盐和卡马西平,存在致畸性是已经可以明确的结论,使用这些药物的孕妇,其子女发生严重先天畸形的风险是普通人群的 2~3 倍,其中以先天性心脏缺损和面裂最常见。中孕期和晚孕期使用,可能增加早产风险,导致新生儿并发症,甚至导致产后长期的神经行为后果(如发育迟缓、智能低下)。因药物能够通过乳汁分泌,使用情感稳定剂时不建议哺乳。

(2)心境稳定剂可能会导致肝功能的损害,尤其是两岁以下的儿童和本身存在肝脏问题的人。

(3)当出现肝脏或胰腺问题的迹象,如食欲减退,上腹部疼痛,持续的恶心或呕吐,全身水肿,黄疸(皮肤或巩膜黄染),应立即复诊。

三、抗抑郁药

抗抑郁药可以治疗抑郁症状,如情绪低落、兴趣缺乏、食欲问题、睡眠问题和注意力不集中等。常见的抗抑郁药如下表所示(表 5-3)。

表 5-3　常见抗抑郁药物

化学名称	商品名称
氟西汀	百优解
帕罗西汀	赛乐特
舍曲林	左洛复
氟伏沙明	兰释
西酞普兰	喜普妙
艾司西酞普兰	来士普
多塞平	多虑平
氯米帕明	安拿芬尼
阿米替林	
文拉法辛	怡诺思
度洛西汀	欣百达
米氮平	瑞美隆
曲唑酮	美时玉
安非他酮	
阿戈美拉汀	

在抗抑郁药的自我管理中,患者需要了解的重点内容:

(1) 抗抑郁药没有成瘾性;但是需要注意,突然停药或减药可能会出现撤药综合征(停药反应)。撤药综合征是指不具有依赖性的药物停止或减少服用后出现的症状。停药反应通常表现为流感样症状、精神症状及神经系统症状等,轻者表现为躯体症状和胃肠道症状,重者伴有较为明显的运动障碍及精神症状。躯体症状为全身不适、头痛、头晕、肌痛、疲乏、无力;胃肠道症状为恶心、呕吐、厌食、腹痛、腹泻等。运动障碍主要表现为运动迟缓、齿轮样强直、静坐不能等锥体外系反应。精神症状常为失眠、多梦、焦虑、烦躁和惊恐发作、谵妄等。停药反应通常发生在 5 天内,但并不等同于戒断症状,戒断症状意味着成瘾,而停药症状并非如此。

(2) 漏服药可能也会出现停药反应。

(3) 抗抑郁药起效通常需要 1~2 周。

四、抗焦虑药

焦虑是一种内心紧张不安、预感到似乎将要发生某种不利情况而又难以应付的不愉快情绪体验,其表现可以是心理上或躯体上的焦虑,或两者都有。当症状损害了当事人的正常功能时,如学习、上班或社交的能力,那么就需要进行干预。焦虑障碍是人群中最常见的精神障碍之一,其可以独立发生,也可以继发于其他的问题。精神分裂症患者常伴发焦虑症状。

抗焦虑药是一种主要用于缓解焦虑、紧张和恐惧情绪,兼有镇静、催眠、抗惊厥作用的药物。常用的为苯二氮䓬类药物和阿扎哌隆类药物,苯二氮䓬类药物包括劳拉西泮、氯硝西泮、奥沙西泮、地西泮以及阿普唑仑、艾司唑仑等,阿扎哌隆类药物包括丁螺环酮和坦度螺酮等。另外,还具有抗焦虑作用的药物如抗抑郁药物和 β 受体阻滞剂等。临床使用最多且疗效较确切的是苯二氮䓬类药物,虽然这些药物能够快速地缓解焦虑症状,但有别于其他的精神科药物,长期使用苯二氮䓬类药物可能会造成依赖。因此临床使用的原则是最低有效剂量以及持续最短的时间。只有极少数的焦虑患者,可以从长期的苯二氮䓬类药物使用中获益。

在抗焦虑药的自我管理中,患者需要了解的重点内容是:

(1) 长期使用苯二氮䓬类药物会导致成瘾,主要表现为药物耐受性增加(剂量越用越大)、戒断症状和心理依赖;

(2) 苯二氮䓬类药物必须在医师的指导下使用,切勿自行调整。

精神药物自我管理的要点:

☑ 除了苯二氮䓬类药物,绝大部分的精神药物没有成瘾性,因此不会出现戒断反应,但是停药或减药可能会导致停药反应。

☑ 精神药物的起效具有延迟效应,通常需要1~2周时间。

☑ 部分精神药物有明确的致畸作用,如心境稳定剂,因此不管服用什么药物,有妊娠计划应该咨询医师。

☑ 患者出现严重的药物副作用或无法判断的情况下应及时复诊。

会谈结束时,治疗师可以引导患者记录使用精神药物的情况,标明种类、剂量、服用时间、药物相对应的作用以及服药后的感受。这样做的目的,可以强化患者对药物的理解,增加对治疗方案的认识。此外,把服药后的感受告知医师,是一个很重要的反馈,有益于完善患者的治疗方案(表5-4)。

表 5-4 患者用药反馈表

药物类型	剂量	服用时间	作用	服药后的感受
抗精神病药				
情感稳定剂				
抗抑郁药				
抗焦虑药				
其他药物				

第三节 会谈:识别和处置药物不良反应

精神分裂症患者的治疗依从性对疗效有着重要的影响,患者的依从性差是导致患者疾病复发、再住院接受治疗的常见原因。药物的依从性跟一系列因素有关,药物副作用是其中很重要的因素。尽管第二代抗精神病药物在药物的副作用上较第一代有所改善,尤其是在锥体外系不良反应上,但是其他的一些药物副作用,如体重增加、内分泌紊乱等依然是困扰患者的问题。因此,提高患者对药物的认识以及对常见问题的处置能力,对促进患者康复和回归社会具有十分重要的意义。

这次会谈,我们将介绍药物副作用的识别和处置,具体内容包括:

> ✔ 识别和处理药物副作用。掌握合理的服药方法,并有效地服用药物,实现药物获益的最大化。

药物副作用是所有疾病治疗中常见的问题,并非只在精神分裂症等精神疾病的治疗中才出现。例如麻黄碱可用于止喘,但同时能兴奋中枢神经,引起失眠等;抗生素会引起一些特殊体质的患者出现皮疹、药物热甚至休克的副作用。学习识别和处理药物副作用,目的并非在于替代医师的专业处理,而是让患者能够识别药物的副作用以及明白如何处置,但要向患者强调,尽快将副作用告知医师是必要的,这样才能让副作用得到及时、合适的处理(表 5-5)。

表 5-5　精神分裂症治疗药物的副作用

药物副作用类型	具体表现
锥体外系不良反应	急性肌张力障碍：局部肌群持续性强直性收缩，呈现不自主的表现，如眼睛上翻，斜颈，面部扭曲等
	类帕金森综合征：面容呆板、动作迟缓、肌肉震颤、流涎等
	迟发性运动障碍：口 - 舌 - 颊三联征，如吸吮、舔舌、咀嚼等
	静坐不能
代谢综合征	体重增加
	糖脂代谢异常
内分泌系统紊乱	月经紊乱：经期延迟、经期缩短、闭经等
	性功能障碍：性欲障碍、射精障碍（男性）、阴茎勃起障碍（男性）
心血管系统不良反应	体位性低血压：是由于体位的改变，如从平卧位突然转为直立位时出现的血压降低，常导致脑供血不足
	心动过速或心动过缓、心电图改变
镇静作用	嗜睡
抗胆碱能不良反应	口干
	视物模糊
	便秘
其他反应	皮疹
	流涎
	肝功能损害

　　了解药物副作用之后，治疗师可以协助患者记录曾经或者目前出现的药物副作用，并将它整合记录到下面的表格中（表 5-6）。

表 5-6　患者服药后副作用记录表

药物类型	剂量	服用时间	作用（积极）	药物副作用	服药后的感受
抗精神病药					
心境稳定剂					
抗抑郁药					

续表

药物类型	剂量	服用时间	作用（积极）	药物副作用	服药后的感受
抗焦虑药					
其他药物					

治疗师向患者介绍药物副作用的要点是：

药物可能有副作用

☑ 副作用发生的情况因人而异，有可能发生，也有可能不发生。

☑ 发生副作用时不必惊慌，及时向医师反映。

☑ 绝大多数副作用是可以预测的，可以治疗的。

治疗师：最近情况怎么样？

患者：最近我状态还是不错的，但是我已经吃了三个多月药了，然后我看了下说明书，上面的副作用密密麻麻的，我感到很害怕，要是我也出现了这些副作用，我该怎么办呢？

治疗师：你现在服药有没有感觉到很不舒服？

患者：没有什么特别不舒服，但是你看这说明书上这么多副作用，以后我这样吃下去，一定会有这些副作用的。

治疗师：嗯，服药确实会有副作用，但具体到个人，副作用发生与否，是何种副作用都因人而异。另外，需要说明的是，说明书会尽可能多的把所有可能出现的情况都列举出来，这并不意味着说明书上列举的副作用都会发生。

患者：哦，原来是这样，但是我还是很担心啊。

治疗师：嗯，你的担心我可以理解。如果吃药有什么不舒服，我建议你把自己的情况记录下来，在复诊的时候跟医生反映自己的情况。医生会根据你的情况调整药物的剂量、种类，对于某些特定的症状，医生可以开特定的药物去缓解副作用。

患者：原来是这样啊。那么会不会一开始没有症状，等到我服药一段时间后发现自己身体变得不好而没有发现，最终导致严重的后果。

治疗师：你的担心是有道理的，所以在治疗过程中要定期做一些体检，监控自己的健康情况，如果遇到指标不正常，医生会酌情处理。

患者：听你这样说我就放心多了。

在没有报告医师之前,患者还可以通过一些方式来减轻副作用的影响(表 5-7)。

表 5-7 患者自行减轻药物副作用的措施

症状	处理
对阳光或强光过敏	戴太阳镜和遮阳帽,避免长时间暴晒;涂防晒油或穿长袖衣服
轻度视物模糊	佩戴眼镜
口干或口唇干燥	饮少量水,或咀嚼无糖口香糖
偶尔的胃部不适	喝少量的苏打水
便秘	多吃高纤维的食物,如谷类、薯类、豆类;多吃水果和绿叶蔬菜
偶尔的头晕	体位改变时,动作要慢,避免过快地起床、起立
疲倦	简单的户外活动;白天简短的休息;请教医生是否可以调整服药时间,如只在晚上服药
皮肤干燥	使用润肤露,柔和的洗发水和沐浴露
轻度不安,肌肉僵硬或动作迟缓	简单的运动,如散步,肌肉拉伸,瑜伽等
体重增加	运动,控制食量,调节饮食结构等

临床中,不同治疗阶段出现的药物副作用在处理上是有差别的。急性期时,重点关注的是锥体外系不良反应;而维持期治疗,重点需要关注的是代谢、内分泌的改变。要特别指出的是,急性期阶段,药物治疗的主要目的是控制精神症状,如果此时是比较轻微的副作用,对日常生活并不产生影响,医师会权衡利弊,可能会选择在监测身体状况的前提下继续使用精神药物,这时候患者可能需要忍受较轻程度的不适。例如使用足够治疗剂量的奥氮平,患者感觉到困倦,睡眠时间增加,但这时候医师可能未必会马上进行药物调整,原因除了控制症状之外,镇静本身也可以减少大脑紊乱的状态,减少患者威胁自身或他人安全的风险。

在某些情况下,患者会对药物副作用导致的躯体不适作出妄想性解释。此时,治疗师可以通过认知行为策略引导患者进行检验。下面的个案是一个有残留幻听并继发被害妄想的患者,由于近期利培酮加量过程中出现静坐不能,突发肌张力障碍。

患者:医生,你都看到了,我现在表情没法控制,嘴都歪了,一定是邻居施了法在控制我。

治疗师:你发现这样有多久了?

患者:他们一直都这样做,只是近一周变本加厉。

治疗师:他们做了什么?

患者:他们让我坐立不安。有时会心慌。

治疗师:还有其他吗?

患者:现在我行动都不受控制,手脚不灵活,面部表情很奇怪。

治疗师:最近有调整过药物吗?

患者:利培酮加量了。

治疗师:很可能你目前的问题是锥体外系反应。

患者:不是的,肯定是邻居要害我。

治疗师:不如我们试着用治疗锥体外系反应的方法先处理,看看有没好转,如果真是这个问题,你的症状在处理后 1~2 小时就会有明显好转。

患者:你没骗我吧?

治疗师:以前我们处理过很多类似的情况,他们出现的症状和你一样,疗效非常好。

患者:那好吧。

治疗师与患者进行协商,在治疗结束后联系主管医师,并商定在主管医师给予处理后电话反馈情况。患者在肌注东莨菪碱后 1 个多小时,面部肌肉扭曲、紧张的症状明显好转。

治疗师:现在感觉怎么样?

患者:好多了。

治疗师:是不是和我刚才预测的一样?

患者:确实很神奇。

治疗师:其实这在临床治疗中很常见,很多患者在加药的过程中突然出现你刚才的症状,这个叫做锥体外系反应。其他的常见表现还有震颤,表情呆滞,流口水,吞咽困难等。而在你身上,主要表现为肌肉紧张,表情不受控制,动作不灵活。刚开始的时候还有坐立不安,出现时间刚好是加药一周以后。

患者:好像确实如此。那怎么办?

治疗师:其实处理很简单,你的主管医生帮你调整一下药物就好了。

患者:但愿如此。

治疗师:你可以看看这周药物调整后情况如何。

患者：好的。

....

（一周后，治疗师对上次会谈进行回顾）

治疗师：过去一周感觉怎样？

患者：好多了。

治疗师：药物调整后能适应吗？

患者：很好，现在没有感觉不舒服。

治疗师：经过这件事，你觉得你之前的不适是邻居害你导致的？

患者：我不确定他们是不是害我，但我知道上周的那些身体上的不舒服是可以治疗的。

治疗师：是的，确实如此。但当时你感觉很恐惧，那是为什么？

患者：我怕邻居把我毒死。

治疗师：你现在还感到那么害怕吗？

患者：好多了。

治疗师：下次碰到类似的情况你知道怎么处理吗？

患者：找你们啊。

治疗师：很好。你相信我们可以处理？

患者：上次你不是说是什么反应导致的，打了针就好了。

治疗师：是的，叫锥体外系反应，就是肌肉紧张、手抖、动作表情不听使唤、流口水、吞咽不了东西、坐立不安。如果出现这些情况有可能就是出现了锥体外系反应，要及时来找我们处理。

患者：我明白了。

　　上述是临床中患者出现锥体外系副作用的情况。治疗师通过疾病教育，引导验证，让患者通过发生在自己身上的例子了解药物副作用的情况。尽管交谈中患者仍有担心邻居害他，但通过这样的行为验证及引导思考，患者在以后应对类似的症状时恐惧感会明显降低。

　　由于文化的影响，有些患者及家属可能会寻求中药的治疗，以避免西药的副作用。但是，目前中药治疗精神疾病还没有足够的循证医学依据，中药的有效性尚需要更多的证据。

　　药物治疗是一个长期的过程，患者可能会面对很多关于服药剂量和方法的问题，例如如何处理漏药、避免忘记服药、制订合适的服药时间表等。常见用药问题见表5-8。

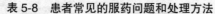

表 5-8　患者常见的服药问题和处理方法

常见的服药问题	处理的方法
避免忘记服药	将服药与生活习惯联系起来,例如每次早餐后、上班前、洗漱后等 使用特殊的提示,如设置闹钟、家人提醒、在容易看到的地方贴一张纸提醒、将提醒文档设置成手机屏幕等 尽量固定服药的时间,以保证药物在体内浓度的稳定
漏药后	不能服用超出医嘱的药量(不能在下次服药时服用两倍的剂量) 发现漏药的短时间内(2h 内),补服药物 发现漏药的时间已经接近下一次服药时间,不补服药物,只服下一次的药物
服药时间	没有硬性的规定,建议根据具体的生活安排,制订一个合适的服药时间,并尽量在固定的时间服药

要 点 重 述

★ 药物治疗可以有效减少精神病性症状并预防复发。

★ 药物的维持治疗能够有效地减少疾病复发和再住院率。

★ 四大类常见的精神药物可以改善不同的精神症状。

★ 精神药物可能会产生副作用,患者及时反馈给医师是恰当的处理。

★ 大多数的药物副作用是可预测的、可治疗的。

★ 将服药的时间融入日常生活习惯中。

第六章

预防复发

第一节 概　述

精神分裂症是一类缓慢起病、病程迁延、复发率高的精神疾病。精神分裂症经过积极的治疗，精神症状会得到缓解或者消失。若消失的精神症状重现，很有可能预示着疾病复发。

而疾病复发的问题不是单一因素所致，与服药、维持治疗的情况、家庭、社会心理、性格基础、社会功能恢复等有一定的联系。疾病的反复发作会给患者及其家庭带来沉重的负担，无论是精神上，还是经济上。

本章将围绕预防复发的主题，帮助患者回顾复发时的体验，促使患者识别疾病复发的可能诱因和早期危险信号，协同患者一并制订预防复发的计划，促使患者采取合适的策略来预防疾病的复发。

一、内容与结构

预防复发是精神分裂症治疗的重要目标之一，本章着重讲解如何通过既往经历了解患者发病的信号以及危险因素，制订复发应急预案。

本章内容主要包括：①疾病复发与预防的相关知识；②识别诱发事件和复发预兆；③如何应对复发预兆和制订复发预防计划。

二、治疗中的策略

（一）动机策略

大多数遭受过严重精神病性症状影响的患者都有避免再次复发的理由。对于大多数患者来说，复发和再次住院是一种心理创伤。制订复发应急预案，可以让患者获得对生活和疾病管理的掌控感。

在康复治疗过程中，结合患者的康复目标来制订预防复发的计划。患者将了解制订一个复发预防计划有助于他们达成自己的目标，因此，他们可能会更加积极地参与到这样的治疗中。

（二）心理教育策略

心理教育策略主要帮助患者学习预防复发的关键概念，主要包括诱发事件、复发预兆的概念，以及制订复发预防计划的作用。

（三）认知行为策略

认知行为的策略可以更为有效地帮助患者学习预防复发的应对方法。帮助患者理解内容，并把这些知识有效地运用到他们自己的生活中。

制订复发预防计划：①鼓励患者总结学习中对自己有用的部分，使用这些策略为患者带来好处；②使用榜样示范的方法，提出其他人在制订预防复发计划后获得的良好成果；③完成"诱发事件"表、"复发预兆"表，完成该练习有助于患者去更清楚了解自己的复发预兆，并使患者有机会去觉察自身的状态，并评价这些信号的危险性，为复发预防计划的制订打下基础；④完成"复发预防计划"，帮助患者发掘自身的力量，调动社会资源；⑤对于患者治疗中表现的进步，治疗师应给予积极正面的反馈。

第二节　会谈：疾病复发与预防的相关知识

精神分裂症对不同患者的影响是不同的，有的患者可能一辈子只发作一次，也有患者一辈子会多次发作。当康复期的患者再一次出现较为严重的精神症状，那么该患者很有可能已经复发了。

根据压力易感模型，精神分裂症的复发主要受压力和生物易感性的影响。简单来说，较为可能引起复发的情况通常有：承受较大压力、停止服药（生物易感性增高）、物质滥用（生物易感性提高）等。

多数情况下，患者复发前可能会经历一些事情，我们称之为诱发事件。同时，患者的状态也可能发生一些改变，我们把这些改变称为复发预兆（early warning signs）。尽早识别诱发事件和复发预兆可以缩短患者发病到接受医师有效处置的时间，有研究表明，时间间隔越短，患者对药物治疗的应答效果越好。

在与患者沟通后，应向患者提供新的方法以保持良好的状态，主要有以下几步：①识别诱发事件；②识别复发预兆（具体症状与表现）；③建立预警机制，及时处理复发预兆；④（有用的资源）在亲朋好友的帮助下，及时发现复发预兆防止疾病全面暴发。

患者回忆他们复发时的情境，可能会让他们出现情绪波动的情况："如果我能早点知道就好了，不至于复发了"。治疗师可以帮助患者把注意力集中在当下能够做的事情，集中于复发预防计划是如何设计并实施，也可以通过举例子的方法进一步说明这一点。

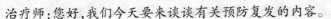

治疗师：您好，我们今天要来谈谈有关预防复发的内容。

患者：好的，我觉得我很需要，我因为这个病已经住过7次院了，每次住院后我的病很快就好了，但是医生说出于安全起见都会留我观察一段时间。我觉得住院太难受了。

治疗师：我十分理解你的心情，住院生活比较单调，不是特别自由，所以你感到很难受。

患者：是的，在病房里虽然工作人员都挺友善的，但是实在是太无聊了，我过得一点也不开心。我再也不想住院了，而且令我伤心的是，我一开始在门诊拿药吃的时候是按照医生说的方法吃的啊，怎么还是发病了呢。

治疗师：是的，不得不承认，按照医生说的方法服用药物，虽然降低了复发的风险，但是还是无法保证100%再也不复发，因为精神分裂症发病的原因很多，吃药只能对其中的一些原因起效。我们要明白病情发现得越早，得到的处理越及时，造成的后果也就越轻微。最近一次发病时，你多久没找医生复诊了。

患者：是这样的，由于我自己觉得自己情况比较稳定，我自己工作又很忙，所以我都是叫我家人去取药，虽然医生也叫家人告诉我要本人去复诊，但我不以为然。我最后一次发病时，好像有三个月没见过医生了。那次复诊医生说我状态不错。

治疗师：嗯，看来那时你确实保持的不错。那三个月中发生了什么事情吗？

患者：好像确实发生了一些事情，我母亲被电信诈骗了几千块，我感觉很难过。

治疗师：确实是一件让人沮丧的事情，那么你自己的状态有什么变化吗？

患者：刚出事的时候，我觉得情绪有些低落，过几天感觉忘记这件事了，但是，又过了两三周，我觉得自己睡眠开始变得不好，我自己加了半片安眠药感觉睡得勉强还行。然后安眠药逐渐没用了。然后我又有幻听了，感觉有声音叫我去死，但我感觉自己可以控制就没管它，也没跟家人说，到了后来幻听更加厉害，然后我就控制不住想跳楼，被家人发现了，把我带来住院。

治疗师：你怎么记得这么清楚。

患者：那时候我在医院住院无聊，我就跟我妈谈这些事情，慢慢就把过程理清楚了。

治疗师：很好，这对我们制订复发预防计划很有帮助。通常，我们会把发病前能影响到患者状态的事件称为诱发事件，你说的妈妈遭遇了电信诈骗就可以称为诱发事件。而你出现的种种感觉，比如失眠，幻听再次出现，不愿意复诊这类可以称之为复发预兆。

患者：知道了这些对我有什么用呢？

治疗师：诱发事件和复发预兆很有可能与你的复发有关。所以我们要教会你识别这些情况,以便在下一次遇到类似情况时可以妥善处理。这样便可以让你有机会及时就诊,把复发的火苗扑灭。

患者:听你的意思是,这样一来我就可能不用再住院了?

治疗师:基本上是这样,这可以降低你住院的可能性。

第三节 会谈:识别诱发事件和复发预兆

本次会谈的目的在于帮助患者去总结自己所经历的诱发事件和复发预兆。为之后编写应对手册做准备。在本次会谈的开始,应引导患者去复习诱发事件和复发预兆(early warning signs)的概念。

> ☑ 诱发事件:指的是发生了发病前发生的,患者觉得有可能与自己发病有关的事件。
> ☑ 复发预兆:指的是发病前身心以及行为上的变化。

治疗师:你好,上一次我们聊了一下复发预兆相关的事情,你还能记得多少呢?

患者:我就记得这种病如果发现的越早,治疗效果越好。

治疗师:很好,你抓住了问题的核心。那么,要如何发现已经开始复发了呢?

患者:想不起来了,能帮我回忆一下吗?

治疗师:好的,这个病通常是一步步复发的。就像一场山火,一开始可能只是一点点火星。这种情况下,是不是越早处理就越好呢?

患者:我明白了,你的意思是提前发现这种隐患,或者在有苗头的时候就进行处理,就可以造成较小的后果。

治疗师:是的,本次会谈我们就来探讨如何去识别这些苗头,如何避免这些隐患。

患者:听起来真不错,我真的不想再发病住院了。

可以看出在上述会谈中,治疗师通过把预防复发与康复目标(不住院)进行了连接,成功的激发了康复者的动机。接下来,治疗师将引导患者记录每次复发前的诱发事件。

治疗师:你一共住过7次院,还记得住的最久的那次,在发病前有什么让你印象深刻的事情发生吗?

患者:那时候我失恋了,谈了五年的男朋友突然告诉我他没有激情了,不喜欢我了,把我甩了。我受到了很大的打击。那时我失魂落魄,每天过得都很颓废,就在这时,我的房东告知我他要卖掉自己的房子,我不能继续租下去了,叫我三天内搬走。你是认为是这件事导致了我发病吗?

治疗师:这个我不敢确定,但是有时候当人们经历了一些比较大的事情之后没多久就发病了,这两者之间可能没有因果关系,但是依然还是要引起重视。还记得我们把这类事件称为什么吗?

患者:是不是叫诱发事件?

治疗师:对,这类事件就是叫诱发事件。下面有一个表格,请你把自己历次复发前发生的事情记录在下面的表格里。

患者:好的。

患者把自己的经历陈述出来后,可以鼓励患者进行记录,总结类似事件。以下是常见的患者病情波动的诱发事件,供治疗师参考(表6-1)。

表6-1　患者病情诱发事件记录表

诱发事件	有过的体验(打钩)	既往采取应对的方法
失恋		
失业		
搬家		
家人去世		
离婚		
生孩子		
子女升学		
父母不和		
人际关系紧张		
无法偿还债务		
考试失败		
宿醉		
其他		

治疗师:还记得上次我们介绍诱发事件的时候还介绍了什么吗?

患者:好像还有个复发预兆。

治疗师:还记得复发预兆是什么意思吗?

患者:复发预兆就是每次发病前我们自己情绪上的波动吧。

治疗师:你觉得你那次最严重的复发预兆是什么呢?

患者:那时候我觉得压力特别大,不想吃东西,特别想喝酒。

治疗师:借酒消愁愁更愁的感觉?

患者:是的,而且那时候我突然不愿意吃药了,也不愿意出门,白天只想在家躺着,晚上就想去喝酒。睡觉的时候特别容易做噩梦然后惊醒。

治疗师:嗯,确实是不一样的经历。

患者:后来没过多久我就撑不住了,脑子好乱,觉得周围的人都针对我,想要把我弄死,我妈看我不对劲就把我送去住院了。

治疗师:你说的这些都有可能是复发预兆,那么,让我们把这些情况记录在下面的表格中(表 6-2)。

患者:好的。

表 6-2　患者病情复发预兆记录表

复发预兆	有过体验(打钩)
感到朋友和家人对我疏远	
我认为有人通过语言或者行为针对我	
我睡眠不好	
我感到紧张不安	
我觉得有人捉弄、嘲笑或议论我	
我容易发脾气	
我有伤害别人的想法	
有人告诉我看起来我的行为与众不同	
我对以前习惯的环境感到恐惧	
我不想吃药了	
变得喜欢喝酒	
听到一些别人听不到的声音	
其他	

如果等到患者病情完全复发才去应急处理,很可能已经错失预防复发的好时机。在上述内容中曾经提及,复发是会呈现过程的,那么患者尽早学会识别并掌握这些信号,对预防复发而言十分有意义。

患者发病前遇到的诱发事件,对复发前患者状态的影响,鼓励患者进行自我观察,总结曾经遇到的事件,自己采取的应对措施,以及措施的危险因素展开讨论。

值得引起治疗师注意的是,除了常见的复发预兆症状以外,有些患者还会有些个体化的复发预兆。例如,患者表示在复发之前,他读句子的时候会不自觉的倒过来读;又有患者表示在复发之前,自己会特别想喝奶茶,最多的时候一天喝过十几杯。个体化的复发预兆同样需要值得注意,患者对常见的复发预兆的固有认识,有可能影响他们对个体化复发预兆的识别能力,导致出现遗漏或者识别困难。就上述例子,一天喝十几杯奶茶,引导患者陈述或记录行为背后的原因,可以协助患者更好地识别个体化的复发预兆。另外,有部分患者对自己复发前先兆识别感到困难,或者表示记忆不清晰,治疗师在对患者进行疾病健康教育的同时,可邀请患者家属一同参与,请患者家属与患者一同回忆,找出患者复发预兆的具体表现。

第四节　会谈:应对复发预兆并制订应对计划

前面的会谈中,我们首先向患者介绍了诱发事件和复发预兆的概念,之后帮助患者总结了患者的诱发事件和复发预兆。本次会谈,我们要和患者讨论如何应对复发预兆,并在此基础上制订应对计划。

有些患者可能对识别自己的复发预兆感到困难,例如,患者开始认为身边人的行为变得特别讨厌,此时,他们有可能不会觉察自己情绪异常烦躁,却十分相信自己想法的真实性。患者的家人、朋友、同事、医师会更容易发现患者的变化。作为治疗师,鼓励患者家属或好友(支持性的人际关系)参与患者识别复发预兆的治疗中,可以更有效以及更短时间协助患者进行识别和采取干预,从而让患者建立早期复发预兆有效的应对方法。

激发患者发展支持性人际关系有重要意义。在患者有困难或者病情波动时,得到人际支持,可以让患者学会在自己信任的人帮助下有效识别复发预兆,进而减少复发的风险。可参考下表,鼓励患者记录(表6-3)。

表6-3　应对复发预兆的人际支持

能帮助自己识别复发预兆的人	具体是谁	能给予的帮助
家人(配偶)		
家人(子女)		
亲戚		
好友		

续表

能帮助自己识别复发预兆的人	具体是谁	能给予的帮助
同事		
医护人员		
其他		

治疗师:上次交谈中,我们谈到了之前在发病前所发生的诱发事件和复发预兆。

患者:是的,我明白了什么是诱发事件,什么是复发预兆。

治疗师:知道了这些诱发事件和复发预兆,我们就可以尽力去避免复发的情况。

患者:是的,但是我不知道要如何去做。

治疗师:好的,今天就让我们谈谈这个话题。你之前有意识到这些复发预兆么?

患者:我知道自己在做什么,比如特别想喝酒,我意识到了这个行为,但是我并没有觉得有什么特别,觉得这是很正常的事情。

治疗师:嗯,确实是这样,因为你当时所处的状态让你失去一些判断能力,让你觉得在那种状态下那样是理所当然的。有没有什么方法能解决这个问题呢?

患者:我在想,如果我的家人给我一些帮助,在我处于这种状态的情况下提醒我一下,我就可能在最短的时间内得到处理。

治疗师:你说的很对,不仅可以找家人帮助自己,也可以把朋友、医生都纳入进来,你可以想想哪些人可能给你提供帮助。

对于某些患者来说,由于社交技能的缺乏或许个性使然,向他人寻求帮助时可能会出现困难。治疗师在进行治疗时,可以利用角色扮演的方法,帮助患者练习技能。

- ☑ 诱发事件
- ☑ 复发预兆
- ☑ 在预兆发生时,做什么可以帮助患者
- ☑ 在预兆发生时,有哪些人和 / 或事可以帮助患者
- ☑ 紧急联系人

引导患者浏览下面的例子,做一份复发预兆的应对计划表(表6-4)。

表6-4　应对复发预兆患者记录表

复发预兆应对计划表	记录人:_____
发病前遇到的事情	1. 与相恋五年的男朋友分手 2. 房东要卖房子,被她赶了出来
复发预兆	1. 胃口变差 2. 压力变大 3. 不愿意吃药 4. 喜欢喝酒 5. 不愿出门 6. 夜里总是惊醒
复发预兆发生时,做什么事会对你有所帮助	1. 胃口变差时,找一些自己喜欢吃的东西去吃,可能增加我的食欲 2. 不愿意吃药时,应该去找原因,分析为何不愿吃药了,然后去找医生谈这个问题 3. 要停止饮酒,请家人督促 4. 出门活动能让我感觉好一些 5. 睡眠不好可以求助于医生
复发预兆发生时,可以找谁帮助你	1. 可以请家人提醒你出现了复发预兆 2. 身体不舒服可以找医生 3. 家人可以陪你出门散步 4. 心情不好可以打电话给家人聊天
紧急联系人有谁	1. 我的妈妈:×××　电话:××× 2. 我的心理治疗师:×××　电话:××× 3. 我的康复治疗师:×××　电话:××× 4. 我的医生:×××　电话:×××

以上表格患者可在家人以及医师、治疗师帮助下制订,记录过程中,注意鼓励患者使用具体的事例进行描述。

可以请患者完成自己的预防复发计划,并与家人探讨本章的收获。

要 点 重 述

★ 精神疾病的发生和强度都随着时间而变化。

★ 应引导患者选择合适的方式去预防复发。

★ 避免诱发事件,对于降低复发风险很有好处。

★ 越早采取措施处理复发预兆,越有可能避免全面复发。

★ 每个人的复发预兆很有可能是不同的。

★ 朋友、家人的协助能帮助患者制订和实施防止复发的计划。

★ 填写复发预兆应对计划表能有效预防复发。

第七章

建立社会支持网络

第一节 概　　述

20世纪70年代初,心理学和精神病学文献中引入社会支持(social support)的概念,即有益的、有帮助的关系。基于社会支持与精神分裂症患者疗效的相关性研究,绝大多数的学者认为,良好的社会支持有利于精神分裂症患者症状的缓解、日常生活能力和社会功能的提高,并有效地减少患者的复发率和再住院率。其中重要的原因可能包括两个方面,其一是社会支持对应激状态下的个体提供保护,对应激起到缓冲的作用;其二是社会支持对维持良好的情绪体验具有重要的意义。

精神分裂症患者可能由于各种原因引起社交能力的减弱,导致患者在建立和处理与家庭成员、邻里、同事及陌生人等之间关系方面的能力下降,继而影响社会支持网络的建立或稳定。精神分裂症患者社交能力减弱的主要原因包括疾病的反复发作或者长期的住院导致患者与社会环境的脱节;认知功能的缺陷导致社交能力的下降;病耻感导致患者社交活动的退缩等。本章内容旨在提高患者的社交技能来改善其社会交往的能力,建立良好的社会支持网络,促进患者的身心健康。

一、内容与结构

本章首先介绍了社会支持的重要性,解释了社会支持对患者实现疾病管理和个人目标的积极作用,促进患者为建立和维持良好的社会支持网络而努力。其次,治疗师将帮助患者获得社会交往的技能,重点包括如何拓展社交圈以及如何提高现有人际关系的质量。

二、治疗中的策略

(一)动机策略

引导患者思考提高社会支持(包括物质和情感上的支持)对实现个人目标的作用,以及对疾病疗效的积极影响。讨论患者从现有的人际关系中获得的具体帮助,帮助他们觉察人际中可能存在的问题,并确定人际交往的目标,促使他们为改善社会支持网络而积极行动。

(二)心理教育策略

与患者充分讨论每个社交技能的操作步骤,并通过角色扮演进行技能训练。治疗师不仅要善于发现患者的优势,及时给予鼓励和强化,还要及时地反馈患者可能存在的不足,提出解决方案,提高患者自然表达的能力。

(三)认知行为策略

有些患者因为在社会交往中有过负面的经历,如过早和(或)过多地透露个人信息而导致关系疏远或结束,因此对人际的交往感到失望。此时治疗师要予以共情,引导患者着眼于未来如何建立更加亲密的人际关系,如何适当地透露个人信息。某些患者由于长期的社交回避,与别人开始接触时可能会感到焦虑。利弊分析可以让患者了解保持现状的代价,以及做出改变的收益,促使患者为改变社会支持系统而付诸行动。

第二节 会谈:社会支持的重要性

本次会谈我们将会围绕社会支持的重要性展开,让患者了解社会支持对康复以及实现个人目标的意义,并帮助患者审视当前的社会支持系统。我们将分别讨论以下的内容:

- ☑ 社会支持的概念
- ☑ 结合患者的个人经历,讨论社会支持的重要性
- ☑ 社会支持网络的满意度自评

社会支持是指有益的、有帮助的关系。从性质上可以分为客观的社会支持和主观的社会支持。客观的社会支持是可见的或实际的,包括物质上的直接援助以及社会关系的存在和参与等;另一类是主观的社会支持,这类支持是个体感受到的情感上的支持,指受尊重、被理解和支持的情感体验和满意程度,与个体的主观感受密切相关。

在康复治疗中,有些患者及家属仅关注与疾病直接相关的内容,容易忽略社会支持的作用,缺乏主动性去建立和维持良好的社会支持网络,这会进一步地加重社交技能的下降,导致患者社会功能的减退。因此,我们可以从社会支持的客观和主观层面的收获,以及社会支持对疾病疗效的积极作用,帮助患者认识到社会支持的重要性,以激活患者改善社会支持网络的动力。

客观层面

- ☑ 人际关系是社会生活重要的组成部分
- ☑ 获得社会关系可以提升生活的质量
- ☑ 获得财力等物质支持

主观层面

- ☑ 获得别人的赞扬或肯定
- ☑ 获得关心与爱意等情感支持
- ☑ 增加幸福感、愉快感

疾病的疗效

- ☑ 缓解压力
- ☑ 降低疾病复发率及再住院率
- ☑ 促进精神症状的缓解
- ☑ 提高社会功能

治疗师需评估患者当前的社会支持情况，了解他们可以获得支持的对象以及具体的帮助，帮助他们觉察人际关系中可能存在的问题，并确定人际交往的目标，促使他们为改善社会支持网络而积极行动。评估的内容参照表 7-1。

表 7-1　社会支持网络的满意度调查表

你可以从什么人中获得支持？

人际关系中你满意的方面是？

人际关系中哪方面你希望能有所改善？

你是如何支持他人的？

你是否满意自己对别人的支持？

你是否想要在生活中建立更多的社会支持？

哪个表述最接近你对社会支持的满意度评价？	不满意 有一点满意 满意 非常满意 极其满意

　　下面的对话中,治疗师引导患者从不同的关系中明确可获得具体哪方面的帮助,包括物质或情感上的支持。并进一步指导患者完成社会支持网络满意度的自评(表7-2)。

　　治疗师:在你需要的时候,你可以从什么人那里得到帮助?

　　患者:我的家人,尤其是我母亲。

　　治疗师:除了你的母亲,还有其他的人吗?

　　患者:我的姐姐,她比我大两岁,她是个很有能力的人,也能理解我,我很喜欢跟她谈我的心事。

　　治疗师:姐姐是个能理解你的人。

　　患者:是这样的。

　　治疗师:还有其他人吗?

　　患者:我没有想到了。

　　治疗师:好的,那在你的朋友,或者同事,或者病友当中是否也有一些人可以帮助你的呢?

　　患者:嗯,我的朋友,他们可能能够给我一些帮助。

　　治疗师:哦,他们都是谁呢?

　　患者:玲玲,她是我大学的朋友,她待人非常的友善;还有小雨,她一直很照顾我。

　　治疗师:很好,还有更多的人吗?

　　患者:嗯……我没有想到其他人了。

　　治疗师:好的,那在你的家人或朋友身上,你可以获得什么样的帮助? 例如,母亲可以给你提供什么样的支持?

　　患者:在物质上(微笑),我现在没有工作,我没有办法独立地生活,妈妈在经济上给了很大的帮助,她支付了我的房租和基本的生活费。

　　治疗师:母亲在经济上,包括房租和生活费方面给予你支持。

　　患者:是这样的。她也很关心我,但她不能很好地理解我,她总是以为我只是想得太多,并试图教我怎么做,但她那些办法看起来并不受用。

　　治疗师:嗯,所以母亲不能很好地理解或帮助你解决一些问题。

　　患者:嗯。

　　治疗师:这是你希望改善的地方吗?

　　患者:不是,我曾经努力过,但是并没有用,我跟她的关系可能就是这样的。

　　治疗师:所以你会选择维持目前这种状态?

　　患者:是的。

　　治疗师:那其他人呢? 他们可以给你什么样的帮助呢?

表 7-2 社会支持网络的满意度调查表（举例）

可以从什么人中获得支持？	母亲 姐姐 朋友：小玲 　　　　小雨
人际关系中你满意的方面是？ （你经常可以从你的朋友或者家人当中获得什么样的帮助，具体事件？）	我可以从母亲那里，得到经济上的支持，包括房租和基本的生活费 姐姐会定期来看望我（平均两个星期一次），并给我带一些需要的生活用品，偶尔能理解我 我几乎可以在任何需要的时候，给我的朋友小玲或者小雨打电话，她们总能耐心地听我说 小玲和我同在一座城市，她经常会邀请我到她家做客，给我做一些美味的食物
人际关系中哪方面你希望能有所改善？	我可以认识更多的人 缓解与人交谈时的紧张，可以较为自然地与他人交流
你是如何支持他人的？	在朋友需要陪伴的时候，我总是愿意和他们在一起
你是否满意自己对别人的支持？	不满意，我希望自己做得更多，例如我可以邀请朋友到我家里来聚餐；我可以在物质上给他人一些帮助
你是否想要在生活中建立更多的社会支持？	是的
哪个表述最接近你对社会支持的满意度评价？	不满意 有一点满意　√ 满意 非常满意 极其满意

有些患者可能由于在过往的人际交往中有过不愉快的经历而表现出退缩，此时治疗师应引导患者探索问题产生的原因，例如患者可能会说，"我一直邀请别人一同吃饭，但是他们从来都没有答应过"，那么治疗师可以回应"对于发生在你身上的事情，我感到很遗憾。但是我们能够一起对这个问题进行讨论，并思考将来如何从他人那里得到更积极的回应"，继续帮助患者发展更多合适的社交策略。如果患者对行动踌躇不前，那么利弊分析可以帮助患者看到行动的作用，促使患者改变。

社会支持网络的人际关系来源是广泛的，包括了家庭成员、配偶、朋友、同学、同事、从事健康卫生服务的人员、病友或者教友。对于精神分裂症患者而言，通常的长期目标是除家庭成员之外，至少发展一段亲密的关系。由于归属感和病耻感的原因,大多数的患者可能更愿意和其他的病友或者从事精神卫生服务的人员建立稳定的人际关系,只要这种关系不存在利益问题,那便是值得鼓励的。

第三节　会谈:提高社会支持的技巧(一)

接下来的两次会谈内容,我们将聚焦在如何提高患者的社会支持。治疗师将着重从"如何拓展社交圈"以及"如何提高人际关系的质量"两方面,与患者展开会谈,具体内容如下:

> ☑ 如何拓展社交圈
> ☑ 提高现有人际关系的质量
>   ● 拉近距离
>   ● 建立亲密关系
>   ● 透露个人信息

社交技能在于训练患者能够把握交谈的主题,并做出自然的反应。这往往需要大量的练习,角色扮演是社交技能训练当中行之有效的办法。在每一项具体社交技能的练习当中,治疗师可以按照以下的步骤开展:技能的重要性—讨论具体的步骤—角色扮演—反馈—再扮演—再反馈及布置作业。

1. 技能的重要性。治疗师引导患者思考学习技能的重要性,强化正确的理解,纠正错误的解释,鼓励患者参与到训练中。

2. 讨论具体的步骤。治疗师务必在开始正式练习前,先帮助患者了解技能的要点。例如让患者学会倾听,要做到眼神的接触,用"嗯"、点头或者重复对方的话来表达自己正在注意他的讲话,并且学会如何就话题提出问题。

3. 角色扮演。在理论上理解技能的方法后,治疗师可以设置练习的情景,并示范如何运用技能。示范结束后,重申技能的每个步骤;接下来治疗师与患者进行角色互换,由患者练习运用技能,治疗师配合。为保证技能能够训练到位,一般要持续15秒以上,复杂的技能可以相应地增加时间。在角色扮演开始和结束时,要有明确的指示,治疗师可以告诉患者"开始角色扮演"或"现在结束扮演"进行提醒。

4. 反馈。角色扮演后,可以请患者谈论自己对训练的想法和感受,以及存在的困难,并帮助患者解决问题。同样地,治疗师需要对患者给予反馈,首先告诉他们做得好的地方,不仅是在语言方面,而且还要在目光的接触、语气语调以及手势等方面给予积极的肯定;对于存在的问题予以纠正,纠正反馈时应该是非批判地、具体地呈现需要患者改正的地方,例如治疗师可以这样告诉患者"我觉得如果你在……(什么地方)试着……(怎么做),可能会更好"。

5. 再扮演。如果患者在上一次的练习当中出现明显的问题,那么再扮演可以帮助其修正和提高技能。

6. 再反馈及布置作业。第二次角色扮演之后也要同样给出反馈。技能成功的关键是要与现实生活相结合,因此治疗师要布置相关的作业,使患者能够在日常生活中运用技能。布置作业要具体清楚,并且要与患者的能力相当。

治疗师可以灵活地将上述的技巧运用于每一个社交技能训练当中,根据患者掌握的程度进行适当调整;有些时候,治疗师并不需要做完上述所有的步骤。

持续地、逐步地增加社会接触对精神分裂症患者而言是很有必要的。有些患者由于起病年龄早,尤其是于青少年期发病的患者,疲于应对疾病的症状可能会使他们错过学习人际关系的重要时机。对于这部分患者,拓展社交圈可能更具有挑战。针对这样的问题,从"发现适合认识朋友的地方"以及"展开话题"两个方面开始,可能是合适的。

一、适合认识朋友的地方

与患者讨论如何选择恰当的地点,治疗师可以从患者周边的资源开始搜索,以便更容易结识到新的朋友(表7-3)。

表7-3　适合认识朋友的地点

地点	我曾在这些地方认识过朋友	我想到这些地方认识朋友
公共场所,如图书馆		
学校或课堂		
互助小组		
工作单位		
教会		
健身房		
公园		
博物馆		
音乐会		
某些兴趣小组		
书店或咖啡馆		

续表

地点	我曾在这些地方认识过朋友	我想到这些地方认识朋友
志愿者活动		
其他		

二、展开话题的技巧

1. 选择愿意交流的人。选择一些看起来有空的人,如果对方正在忙着自己的事情,那么很有可能他并不会停下自己手头的事进行交谈;

2. 说一些有趣的话题。话题要适合当时的处境。例如,在画廊的时候,患者可以讨论展示的作品或画家的信息。如果患者不认识对方,还可以再做个自我介绍;

3. 判断对方对话题或自己是否感兴趣,是否愿意进一步的交谈;

4. 对别人的话表示感兴趣。在任何的交谈中,需要让对方感觉到自己正在认真地听他说话,这是会谈中非常重要的技巧。眼神接触、面带微笑及点头、回应对方的话都是很常用的方式。

> ☑ 眼神接触
>
> 眼神接触是人际交往中重要的技巧,因为这会让对方感到你的投入。如果你对直接的眼神接触感到不适,那么你可以尝试望着接近眼睛的地方,例如鼻子、眉毛中间。
>
> ☑ 面带微笑及点头以表示正在倾听
>
> 这可以让对方知道你正在倾听,你对对方所讲的内容感兴趣。对对方的话题感兴趣,并不是要去控制整个会谈的内容,而是你在乎对方的意见或观点。
>
> ☑ 回应别人所讲的话
>
> 提问题或者回应他们的内容可以让对方知道你对他的话题感兴趣。如果发现对方对你的话题不感兴趣,那么可以换一个话题或者结束交谈。

治疗师:刚刚我们已经讨论了如何发起一个话题,对这些内容,你是否有什么补充呢?

患者:我觉得挺好的,可是我并不清楚我是否能够做到。

治疗师:单纯地讨论技巧确实是不够的,接下来我们可以做一个角色扮演,你可以选择一个希望尝试交流的场景,然后我们来扮演如何开始发起一个话题。你觉得如何?

患者:我同意,我想可以是在健身房。

治疗师:嗯,为什么是健身房呢?

患者:因为我每个星期会去那里两次,有很多熟悉的面孔,但是我们并不认识,没有打过招呼,但是我想大家有共同的爱好,可能比较容易交流。

治疗师:非常好,看来这里更有可能成功。那么你会如何选择交流的对象?

患者:我知道,我会选择一些看起来比较有空的、愿意交流的人。

治疗师:那么什么样的人看起来可能愿意交流呢?

患者:健身房里有一排凳子,经常有人会在那里休息,我觉得那是个不错的选择。

治疗师:非常好。你希望谁来扮演发起对话的人,我还是你?

患者:我先来吧。

治疗师:好的,我来扮演陌生人。现在,扮演开始。

患者:你好。

治疗师:你好。

患者:在休息啊?

治疗师:是啊。

患者:我看你刚才练得不错啊,练了很久了吗?

治疗师:谢谢,练了一段时间了。

患者:哦,嗯……那确实很棒。

治疗师:(微笑)

患者:呃,我不知道该说些什么了。

治疗师:好的,现在扮演结束。你的感觉如何?

患者:有点尴尬,我不知道还能说些什么。

治疗师:实际上你已经做得很棒了。你找了看起来愿意交流的人,选择的话题也很贴近当时的情景。我觉得如果你和对方能有更多的眼神接触,可能会更好,你觉得呢?

患者:是啊,但是看着对方的眼睛会让我觉得紧张。

治疗师:如果看着对方的鼻子或者眉毛中间呢?

患者:那样我会觉得轻松点。

治疗师:其实这同样可以起到相同的结果,你看,当我看着你的眉毛中间或者眼睛的时候,你觉得有没有什么差别?

患者:并没有,哦,这确实对我来说太有用了。

治疗师:另外,你觉得是否可以在后面的对话里,增加自我的介绍?

患者:好的,我觉得可以。

治疗师:那么,下面我们可以再尝试一次角色扮演,你希望我们更换一下角色吗?

患者:好的。

治疗师:角色扮演开始。

治疗师:你好,在休息,你刚才练得真棒。

患者:(微笑)

治疗师:你经常来这里吗?

患者:是的,至少一个星期三次。

治疗师:哇,我也非常喜欢锻炼,但好多器械都不是很熟悉,我能请教一下你是怎么做到的呢?

患者:当然,我一开始也很生疏,后来看了一些教学视频,而且还认识了一些爱健身的朋友,他们也教会了我很多。

治疗师:哇,太棒了,你告诉我可以在哪里找到视频吗?

患者:当然。你可以在××网站上,输入"健身",有一个叫某某上传的教学视频,非常适合初学者。

治疗师:太感谢了,我回去试试看。我的名字叫×××,很高兴认识你,我可以怎么称呼你呢?

患者:叫我K,很高兴认识你。

治疗师:好的。我们扮演到这里。你对我们之间的对话有什么看法?

患者:我觉得我们还可以接着聊,我们打开了一个话题。

治疗师:是的,找到一个共同的话题是非常重要的,此外,用开放式地提问,可以更容易让对方参与到交流中。

患者:我有点明白了。

治疗师:让我们再试一次,由你来开始,好吗?

第四节　会谈:提高社会支持的技巧(二)

本节将讨论如何提高人际关系的质量。建立亲密的人际关系,是很多人对人际关系的期望,而最有裨益的关系是交往双方能够相互关心,并顾及对方的感受。因此,在关系中我们要关注"向对方说些什么""为对方做些什么"以及"在什么时候自我表露及表露多少",这是治疗师要重点帮助患者学习的技巧。

一、说的技巧

(一)表达积极的感受和赞赏

在交往中,以积极的态度看待对方,关注对方言语和行为中积极的一面,强调对方的优势,具体地告诉对方你所欣赏他们的地方。学会向他人表达积极的感受和赞赏,一方面可以帮助对方强化自身积极的因素,另一方面也可以拉近双方的距离。患者需要练习如何自然地有依据地赞扬对方,但表达赞赏并不是编谎言哄对方开心,否则会让对方感到反感。

表达积极的感受和赞赏的技能步骤:

(1)看着对方;

(2)准确地说出对方做得好的地方;

(3)表达自己赞赏。

治疗师:如果你的朋友为你做了一顿晚餐,那么你可以怎样表达自己积极的感受呢?

患者:我想我会告诉他,你做了一餐非常美味的晚餐,这对我来说太难了,我由衷地感谢你让我有机会品尝到你的厨艺。

> 练习技能的场景:
> 时间紧迫,朋友开车送你去机场
> 毕业典礼上,朋友送给你一份礼物
> 朋友获得了奖学金

(二)表达共情

表达共情(empathy),也就常说的设身处地地理解对方。要做到共情,一方面要辨别他人的喜怒哀惧等情绪变化,另一方面还要向对方表达理解和关心。

表达共情的技能步骤:

(1)表达对对方情绪的理解;

(2)表达对对方想法的理解;

(3)表现关心和尊重。

情景:你的朋友因为失恋来找你诉苦,你知道她为这段感情付出了很多,但对方却移情别恋。

治疗师:在这个情景当中,我扮演你,而你来扮演你的朋友,如何?

患者:好的。

治疗师:当时你们是怎么开始对话的呢?

患者:她哭着告诉我失恋了。

治疗师:好的,那么还是由你开始。现在扮演开始。

患者:我失恋了。

治疗师:我想你心里会很不好受?(情绪的表达)

患者:嗯,我做了那么多的事情,他还这样对我。

治疗师:你为这段感情付出了很多,他却没有珍惜,让你感觉被辜负了。(想法的表达)

患者:(点点头)

治疗师:我知道这一刻对你来说很难受,我会在这里陪着你,如果你希望我做些什么可以让你感觉好点,请你可以告诉我。(表达理解和帮助)

患者:你真是太好了。

治疗师:现在扮演结束。

表达共情是一个比较高级的社交技能,这个技能可能需要患者投入更多的时间来练习。对于有一定社交能力的患者而言这个练习较为适用,例如,患者可以较为容易地分辨他人的情绪以及理解别人的想法。而有些患者可能在分辨他人情绪方面显示出明显的困难,那他们可能需要花更多的时间来练习。

> ☑ 练习技能的场景:
> 朋友在一次重大的比赛中失利。
> 好友为出国的事情感到焦虑。
> 亲人在最近工作中遇到了难题。

(三)妥协和协商

妥协意味着往往需要牺牲自己一部分的利益。治疗师可以从讨论技能的重要性出发,让患者理解妥协和协商的意义。妥协是尊重各自需求的前提下,双方共同退让,重新协商彼此的需要,从而在一定程度上满足各自的要求。这在人际交往中,能够缓解矛盾,增加双方的理解,建立良好的人际关系。

技能步骤:

(1)表达自己的观点;

(2)倾听他人的观点;

(3)协商解决分歧。

情景:你想和朋友一起去吃粤菜,但她想吃湘菜。

治疗师:我想和你一起去吃粤菜,我知道那里有间不错的饭店。(表达自己的观点)

患者:可是我对粤菜不感兴趣,我想吃点味道重些的,湘菜是个不错的选择。

治疗师:哦,你想吃湘菜。(倾听他人的观点)我觉得我们可以选择一间多

菜式的饭店,这样我们都能够吃到想吃的菜,你觉得呢?(协商解决分歧)

　　患者:这听起来不错。

　　治疗师:扮演结束。

　　某些时候,同一时间内满足双方的要求可能是有困难的。例如"我想去北京旅游,而你却想去海南",当出现这样的情况,协商的重点可以放在时间上,例如可以在下次去北京或者海南;也可以放在景点上的选择,例如想要去北京是看古建筑,去海南是为了在沙滩玩,那么协商一个有文化底蕴的海滨城市可能是个不错的选择。治疗师需引导患者如何"求同存异",如果最后方案还是无法满足双方的要求,就要帮助患者如何去做选择,对"坚持自己的想法"与"妥协"作利弊分析。

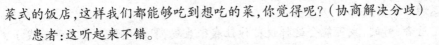

　　☑ 练习技能的场景:

　　你和家人计划一起出去玩,家人想去北京旅游,而你想去海南。

　　你想让丈夫陪你去参观一个画展,但是他没有时间。

(四)表达不愉快的感受

　　即使在交往中,人们都尽量保持和谐友好的关系,但是有些时候也同样会发生一些不愉快的经历。

　　技能步骤:

　　(1)目视对方,讲话时保持平静;

　　(2)准确地说出对方因什么事情而让你不愉快;

　　(3)表达自己的感受;

　　(4)表达自己的期待,希望对方以后在此类事情中如何做。

　　情景:患者报告在他出院之后,他的家人可能出自于对患者复发的担忧,要求他一定要在23点休息。一次由于他有事要做没能准点休息,他的母亲直接关闭了他的电脑。

　　患者:当时我很生气,我就一直瞪着她,气得话都说不出来。

　　治疗师:嗯。

　　患者:可是,我不知道能说些什么,我也担心一说出来反而关系会闹僵。

　　治疗师:即使这让你愤怒,但你依然能顾及彼此关系,这确实不容易。我们可以来讨论一下,如何去表达不愉快的情绪。

　　……

　　治疗师:现在我们按照技能的步骤,对上面的这个情景进行练习。你觉得可以如何去表达呢?

患者:好的,我可能会这样说:"你让我很生气,我希望你不要再管着我了,我有权利去做我想做的事情。"就是这样。

治疗师:如果这样说了,你感觉如何?

患者:很解气。

治疗师:哦,这帮助你表达了自己的愤怒。

患者:是啊,你觉得这样可以吗?

治疗师:这已经很接近了,如果是我的话,我会在表达情绪前对此事做个说明,也就是说出母亲在具体哪个行为上让我感到愤怒,另外,并告诉母亲在下次这样的事情上,我希望她如何做,而不是告诉她"不要再管着我"。因此,我会这样说,妈妈,我还有一些重要的事情没有做完,您把我电脑直接关掉让我感到生气(说出具体的事情,并表达自己的感受),我希望您以后可以多给我一点时间,并咨询我的意见(表达自己的期待)。这样说,你觉得如何?

患者:听起来,会更缓和一点。

治疗师:你觉得可以接受吗?

患者:是更好一点,我觉得可以。

治疗师:好的,在这个技能练习中,我们要注意就事论事,而不是论人,因为这往往会带来相反的结果……

表达不愉快的感受时要注意就事论事。当人们在表达情绪时,重点应该放在这件事情上面,围绕具体的事情展开,而不是把问题上升到整个关系或者批评对方的人格,例如"我们不再是朋友了""你这个人一直这么蛮不讲理""你永远是这么自私"之类的话,这样做往往会让争吵升级,无益于关系的维持。

> ☑ 练习技能的场景:
> 和朋友约好了一起看电影,但是她却没有来。
> 病友在房间里抽烟。
> 家属取消了周末的家庭远足。

(五)拒绝要求

通过行动表达对他人的关心能够促进人际关系,但是在某些情况下,人们可能没有足够的时间、精力或者非自己能力之内,那么拒绝是在所难免的。然而,不恰当地拒绝可能会伤害对方,影响关系。如果没有准确地表达,还会带来误解甚至争吵。

技能步骤：

（1）目视对方，讲话时保持平静；

（2）表示抱歉，无法按照对方说的做；

（3）必要时给出理由。

情景：朋友向你借钱，但是你没有多余的钱。

治疗师：按照技能的步骤，在这个情景中，你会如何去表达拒绝呢？

患者：不好意思，我没有办法把钱借给你（表示抱歉），因为最近我的经济也有点困难（给出理由）。

治疗师：非常好。

治疗师需要提醒患者，在某些场合拒绝要求可能是不合适的，例如在某些有特定要求的场所，如非吸烟区抽烟；还有些拒绝可能是会带来负面影响的，比如拒绝服药，这个时候运用"妥协与协商"的技能会更合适，还可以用利弊分析来判断拒绝服药的后果。

> ☑ 练习技能的场景：
> 朋友邀请你周末一起外出，可是你已经有其他计划。
> 家人让你上街帮他买点东西，但是你很累了。
> 你妈妈希望你待在家里，但是你想出去走走。

二、"做"的技巧

（一）共同做事

参与一些彼此都能获益的活动可以帮助建立亲密的关系。在这个技巧的训练中，治疗师可以引领患者思考如何选择共同做一些事情。以下的问题可以帮助患者思考：

（1）我擅长的或者感兴趣的活动。

（2）对方擅长的或者感兴趣的活动。

（3）邀请对方一起参加活动。

（4）根据对方的反应，做出判断：

1）如果对方同意，与对方协商具体的时间、地点；

2）如果对方不感兴趣，说："没有关系，下次有机会再一起活动。"

（二）用行动表示关怀

治疗师帮助患者如何通过语言和行动来表达关怀，并让对方感知到，这可以增加双方的感情,给他人带来愉快的感受。患者要学习如何主动地表达关心,并根据自己的实际能力给予帮助,例如在对方困难的时候,通过电话、短信表达关心,这部分可以参考"表达共情";在特殊节日问候对方或者送一份礼物。

（三）在需要时给予帮助

在需要时给予帮助,对于大多数患者来说都不难理解。但是要强调一点,治疗师要让患者意识到在自己的能力范围内给予帮助。

三、自我表露

自我表露(disclosure),指的是向对方表达个人的信息,包括感受、想法、经验、目的、动机等。适时适当地分享自己内心的信息,并获得自我的反馈,了解他人对自己的认识,可以促进良好的人际关系发展。

自我表露无疑是双向的,它的前提是双方彼此相互信任,建立起良好的关系基础。交往的双方愿意互相的表露与接受,来维系双方的关系,以及获得情感上的接纳、包容和支持。因此,治疗师需要帮助患者确定两个方面的问题。

（一）自我表露的时机

有些时候,如果一方透露得太早太多,而另一方却没有准备好,那么双方的交流会陷入尴尬的场面,会让对方感到压力,而使得交往无法顺利地进行。精神分裂症患者在建立人际关系中出现常见的困难是疾病的自我暴露。有些患者可能会在关系建立的初期,出于对交往的坦诚,如实地告诉对方疾病的这个事情,但不幸的是,大多数人不会积极地接受患有精神障碍的人,初期的疾病表露可能会对关系建立非常不利。同样地,当一方透露得太少,对方可能会认为没有诚意,时间一久对发展亲密关系就显得很困难。

（二）表露的信息量

两个人关系亲密时,彼此会告诉对方相同(或接近)程度的个人事情。例如,当一个人谈到自己的家庭背景时,另外一个人往往也会谈到自己的家庭背景。一开始的时候,一方可以根据对方透露的内容,相应地谈谈自己的事情,当关系逐渐加深,便可以增加更多个人的信息。

针对患者可能对自我表露的时机和信息量感到困难,治疗师可以采取两个步骤帮助患者练习。

首先,将个人信息的隐秘程度进行划分。

用"高、中、低"三种程度来确定透露程度,高程度的透露是指告诉对方非常隐私的事情,如患有精神分裂症;低程度的透露,是指一些不是十分私人的事情,例如口味,对电视节目、电影或书籍的看法;而中程度的透露介于这两者之间。决定要透露什么信息以及对什么事情保密是患者个人的选择。治疗师可以用下列的表格进行记录（表7-4）。

表 7-4　自我表露程度记录表

透露的程度	具体的信息	对于透露这些信息后的感受
低程度		
中程度		
高程度		

其次，判断对方是否对话题感兴趣。

有些时候，我们难免对关系进展的把握存在误判。那么学会去观察对方的态度，并做出判断是否要继续表露是非常重要的技巧。常见对话题不感兴趣的表现，如话语简单且重复，缺乏具体的内容或者回应不切题，眼神飘忽不定，坐立不安，如果有这样的表现，那么可能提醒自己需要停止这个话题而转移到别的事情上去。

要 点 重 述

★ 良好的社会支持意味着你可以拥有正面的、积极的、有益的人际关系。

★ 人际关系是人生活中重要的部分。

★ 支持性的人际关系可以降低压力和减少复发。

★ 你可以在不同的地方认识新的朋友。

★ 开始一个会谈，你可以找一个有时间的人，选择一个有趣的话题，并对对方的话表示感兴趣。

★ "说"的技巧：表达积极的感受和赞赏；表达共情；妥协和协商；表达不愉快的感受；拒绝要求。

★ "做"的技巧：共同做事；用行动表达关怀；在需要时给予帮助。

★ 发展亲密关系包括逐步加深个人信息的透露程度。

第八章

压力的预防与应对

当今社会,每个人都面临着压力,压力会给我们的生活带来许多影响。学会预防和应对压力对于我们快乐生活、实现生活中的目标有着重要的作用,对于精神疾病患者更是如此。

本章将关注如何帮助患者学会预防和应对压力,实现自己的康复目标。

一、内容与结构

本章旨在帮助患者学会预防和应对压力的方法。首先,讨论压力和康复的关系,目的在于让患者意识到预防和应对压力的重要性,之后从预防压力和提升压力应对水平两个角度展开,最终帮助康复者制订压力预防计划,并学会压力应对的技巧。

本章主要分五个方面进行讨论:①压力的概念以及产生原因;②压力反应的识别;③压力的预防与应对;④压力应对技巧;⑤制订压力应对计划。

二、治疗中的策略

(一)动机策略

不管是否受精神症状困扰,人们都或多或少承受着压力。对于任何人来说,学习压力应对技巧都是很有益处的。掌握有效应对压力的技巧不仅可以减少患者复发的可能,也可以提高他们的日常生活质量。而提升生活质量是绝大多数患者追求的目标。结合康复目标,激发患者参与治疗的热情与动机。

(二)心理教育策略

本章的教育策略主要通过压力易感模型帮助患者明白压力与复发之间的关系,并通过讨论"压力"的定义逐步展开,探讨"压力源"的概念,介绍"生活事件"和"日常琐事"两类常见的压力源,并教授预防与应对压力的策略,这对于患者康复、达成自身目标有着重要的意义。

（三）认知行为策略

本章的认知行为策略着眼于帮助患者形成预防与应对压力的技能。具体来说有以下几点：通过填写"生活事件核查清单"和"日常琐事核查清单"来让患者对于自身遇到的问题有清晰的认识，并通过教授患者放松训练等行为技巧，来帮助患者学会应对压力，最终完成压力应对计划。

第二节　会谈：压力的定义

本次会谈旨在让患者明白压力的定义以及压力是如何产生的。对于压力的定义，不同学者从不同角度给出了诠释，但其本质是相同的。常见定义有以下几种：

> ☑ 压力是一种面对具有挑战性的情况时个体感觉到的紧张状态。
>
> ☑ 压力是由于事件和责任超出个人的能力范围时所产生的焦虑状态。
>
> ☑ 个体感受到（真实存在或想象中的）对自身心理、生理、情绪及精神构成威胁时的体验，所导致的一系列生理性反应及适应。

治疗师：今天让我们来谈谈有关压力的话题。

患者：好的。

治疗师：那么你觉得什么是压力呢？

患者：这是个非常抽象的概念啊，我感觉自己无法说出他的准确含义，但是我觉得压力可能就是一种难受的感觉吧。

治疗师：嗯，描述的很好，处于压力下的人确实容易感到不太舒服。提到压力，你联想到什么事情。

患者：我会联想到当年参加高考的感觉。

治疗师：可以多说一些自己的感觉吗？

患者：可以，我那时特别担心自己考不好，辗转反侧，紧张到睡不着。

治疗师：你因为高考这件事感受到压力，身体上和情绪上都感到很紧张。

患者：对，我就是这个意思。

治疗师：现在我们是否可以给压力下个定义？

患者：我觉得压力就是面对没有把握的事情时产生的一种紧张。

治疗师：这个定义非常好。另外我想补充一点，这种紧张不仅是身体上的，也是情绪上的。

患者：我觉得我明白了。

治疗师可以通过引导患者回忆压力易感性模型来理解压力与精神分裂症发作的关系,并强调压力管理的重要性。主要有以下要点:

> ☑ 压力易感模型,是指个人的生物易感性和压力因素的交互作用导致了精神障碍。
> ☑ 有效地预防压力及应对压力的技巧可以帮助患者减轻症状,达成康复目标。

治疗师:还记得压力易感模型吗?

患者:记得不是特别清楚。

治疗师:简单地说,就是指精神分裂症是由于患者自身的敏感以及外界的压力共同作用而导致发病的。

患者:好像有点印象。

治疗师:你认同这种看法吗?

患者:认同,我觉得确实是这样。感觉自己发病前都有很大的压力,而且感到很烦。

治疗师:所以,如果能学习有效的方法去预防和应对压力,保持良好的心情,这对减轻症状、避免复发是很有好处的。这也为我们达成自己的康复目标打下了基础。

患者:我也是这么觉得的。

治疗师:要学习有效预防和应对压力的技巧就首先需要去了解压力的来源。

患者:是的。

压力源主要有两类,包括生活事件(life events)和日常琐事(daily hassles)。生活事件指的是在生活中发生的重要事情,例如失去工作、生病、丧偶等。有些时候,一些大众眼中好的事情也有可能给患者带来压力,例如结婚、怀孕等。日常琐事指的是日常生活中发生的令人烦恼的小事,偶尔发生一件并不会带来什么压力,但是如果经常发生,就可能带来负面的影响。例如,与卫生状况不佳的室友一起生活、在意自己的体重、害怕被拒绝、忘记带钥匙等,这类事情带来压力的程度与发生的频率关系较大,发生的次数越多,带来的压力越大。

治疗师:通常你会遇到什么样的压力呢?

患者:一些重大的事情吧,比如我刚才说的高考。

治疗师:重大的事情确实可以给人带来压力。另外,其实日常生活中的小事也会给人带来压力。

患者:后面这半句话我没有听懂,为什么小事也能让我产生压力呢?

治疗师:我来给你举个例子,比如你天天要赶公交车上班,当你起晚了不知道自己能不能赶得上车的时候,你会有怎样的感觉?

患者:我会变得特别着急,紧张,担心自己赶不上车。

治疗师:这是不是很符合你给压力下的定义? 我们一般会把比较重大的事情称为生活事件,日常生活中的小事称为日常琐事。这两类事情都有可能会给我们带来压力。

患者:确实如此,我明白了。

生活事件核查清单和日常琐事核查清单,可以用来帮助患者总结常见的压力源,还可以评估自己的压力状态,为引导患者进行压力预防和应对做准备。

治疗师:为了更好地去预防与应对压力,我们需要先去总结压力来源以及对你的影响程度,这里我们要使用两个清单,分别是生活事件清单和日常琐事清单。

患者:看起来有点复杂。

治疗师:我来给你解释一下,对于生活事件清单,你可以回顾过去一年的生活,里面有哪些事情发生过,在发生过的事情上打钩,而生活琐事清单则是回顾过去一周的情况。

患者:如果发生了这个清单上没有而我又觉得有压力的事件呢?

治疗师:那就填在其他一栏上。

患者:好的,我明白了。

生活事件核查清单:在生活中,我们有可能会遇到一些给我们带来压力的事件,请对照生活事件清单,回顾近一年的生活,在发生了的事件后面打钩,如果有事件给你带来压力却不在清单中,可以在其他一栏中写上该事件(表8-1)。

表8-1　生活事件核查表

生活事件	是否发生
配偶亡故	
离婚	
分居	
被监禁	
家庭成员亡故	

续表

生活事件	是否发生
受伤或生病	
被解雇	
受伤或生病	
改行	
怀孕	
流产	
孩子出生	
领养一个孩子	
一个亲戚搬过来一起住	
去上大学	
法律问题	
戒烟	
没地方住	
在家里新的责任	
在工作中新的责任	
生活事件总数:	
其他:	

适度的压力 =1 个事件	生活事件总数:
高压力 2~3 个事件	
极高的压力 >3 个事件	

日常琐事核查清单(表8-2):日常琐事是一些微小的刺激物,从不太起眼的麻烦到大一点的困扰都有,它们可能反复出现。下面列举了一些人们可能会感觉麻烦的事情。请你对照自己近一周的生活,在发生了的事情后面打钩,如果有事件给你带来压力却不在清单中,可以在其他一栏中写上该事件。

表 8-2 日常琐事核查清单

日常琐事	是否发生
睡眠不足	
对工作不满意	

续表

日常琐事	是否发生
喝酒	
想到死	
家庭成员有健康问题	
想办法挣钱	
害怕被拒绝	
在意体重	
狭小的居住环境	
长时间通勤	
繁忙的工作	
与卫生习惯不好的室友一起住	
健忘	
其他：	

适度的压力　≤2 件生活琐事　　　　生活琐事总数：
高压力　　　3~6 件生活琐事
极高的压力　>6 件生活琐事

第三节　会谈:压力反应的识别

　　本次会谈将开始讨论人们面对压力时的反应,以及如何识别这些压力反应(signs of stress),压力反应既可以是生理上,也可以是情绪或行为上的变化。帮助患者识别压力反应,觉察自身的压力状态,进而有可能促使他们积极主动地去使用压力应对技巧。

　　治疗师:你在遇到压力的时候会有怎样的反应呢?
　　患者:我会感到情绪很低落,觉得前途没有希望。
　　治疗师:这是压力给你带来的心理上的反应。还有其他的反应吗?
　　患者:让我想想,好像每当遇到压力我就特别想吃东西,特别是垃圾食品。
　　治疗师:这是压力给你带来的行为上的反应,另外,压力还可以带来一些生理反应。回忆一下你处在压力下有没有什么身体上的变化?
　　患者:我记得一次面试的时候手上出了好多汗,而且有些发抖。

治疗师:很好的发现。压力会影响我们的各个方面,在生理、情绪和行为上都可能会有相应的改变。

患者:是的,确实如此。

治疗师:然而,有时候明确自己的压力状态可能是有挑战的,我们将继续讨论常见的压力反应。

下面清单中列举了常见的压力反应(表8-3),可以用来检查自己是否可能已经处于压力之下。

表8-3　常见压力反应检查表

	症状	如有请打钩
生理方面	肌肉紧张	
	睡眠不好	
	心悸和胸部疼痛	
	心跳加速	
	头疼	
	皮肤对压力特别敏感	
	消化系统问题	
心理方面	注意力不能集中	
	缺乏耐心	
	情绪低落	
	胡思乱想	
	优柔寡断	
行为方面	无端发脾气	
	坐立不安	
	踱步	
	不关心家人	
	睡眠容易受打扰	
	饮食习惯改变	
	其他	

有些患者可能会由于认知功能的损害，而对识别压力反应感到困难，他们无法从自己的回忆当中提取有用的信息，那么治疗师可以鼓励患者求助家属或者熟悉的人，还可以引导患者思考其他人遇到压力时可能出现的变化。

第四节　会谈:制订压力应对计划

本次会谈主要向患者介绍如何预防和应对压力,并制订压力的应对计划。

治疗师:你过去是如何预防压力的呢?

患者:我觉得对于预防压力,最有用的办法就是不去做能引起压力的事情。

治疗师:能举个例子吗?

患者:比如吧,出远门之前临时收拾行李,有时候东西找不到,这种情况会让我压力很大。所以我都是提前写好清单,提前几天按照清单把东西都收拾好,那么到出门的时候就很从容,不会出现这种情况,也就避免了压力。

治疗师:真是很好的经验,提前做些准备是个很好的办法,还有其他的吗?

(继续发现患者预防压力的策略)

治疗师:下面将给你提供一份材料,这上面有一些关于预防压力的技巧,你可以阅读一下,然后我们将一起讨论,看哪些方法可能是适合你的。

患者:好的。

预防压力的技巧:

☑ 需要注意以往造成压力的情况

已使用(　) 想要尝试使用(　)

通过生活事件核查清单和日常琐事核查清单,了解自己在哪些情况下会受到压力的困扰,提前做好准备可以预防压力,例如你注意到晚睡以后,第二天起来会变得压力很大,那么早睡或许可以避免这种压力。

☑ 参加自己喜爱的活动　　　　已使用(　) 想要尝试使用(　)

参加你喜欢的活动,可以保持愉快的心情。比如可以参加体育运动、听歌、看电影、旅游等,也可以参加相关的培训班,如体育、音乐培训班。

☑ 安排放松时间　　　　　　已使用(　) 想要尝试使用(　)

每天安排固定的时间进行放松,如运动、读书或者玩游戏。

☑ 均衡的生活安排　　　　　已使用(　) 想要尝试使用(　)

每天适当地做些事情,平衡自己的活动和休息时间,可以有效地降低压力。

　　☑　发展社会支持系统　　　　　　已使用（　）想要尝试使用（　）

　　找到可以鼓励和支持自己，而不是爱批评或者带来压力的人。与支持鼓励自己的人交往可以预防压力。

　　☑　监控自己的健康　　　　　　　已使用（　）想要尝试使用（　）

　　均衡饮食，保持充足的睡眠，避免接触刺激性的物品，身体不舒服的时候及时去看医生，保持良好的健康状况对于预防压力是很有好处的。

　　☑　学会宣泄自己的感受　　　　　已使用（　）想要尝试使用（　）

　　压抑自己的感受可能会产生巨大的压力。要学会宣泄自己的情绪，可以找自己的家人、朋友或者心理咨询师聊一聊，也可以把自己的想法和感受写到日记里。

　　☑　不要勉强自己　　　　　　　　已使用（　）想要尝试使用（　）

　　客观认识自己的能力，制订合理的期望。不要给自己定过高的目标。

　　自己曾经使用过的其他有效预防压力的方法：

　　压力预防虽然可以在一定程度减少压力的产生，但是有些时候压力是难以预防的。因此如何应对压力同样是一个重要问题，询问患者在压力发生的时候是如何处置的，并评估其应对方式的有效性。如果患者的应对是存在问题的，那么治疗师应与患者进行利弊分析，把这种应对方式的利弊逐条列出来，让患者去选择，明白到底什么才是对他比较重要的，此外，还要帮助患者寻找可替代的合理的应对方式。

　　常见的不合理的应对方式主要有：

　　☑　酗酒

　　☑　暴饮暴食

　　☑　赌博

　　☑　大量吸烟

　　☑　摔东西

　　☑　过度回避

常见的合理的压力应对方式有：

　　☑　运动，特别是户外运动

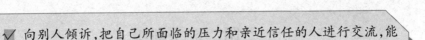

☑ 向别人倾诉,把自己所面临的压力和亲近信任的人进行交流,能够有效地减轻压力

☑ 保持微笑

☑ 听舒缓的音乐

☑ 艺术创作或欣赏艺术

☑ 使用放松训练(具体见本章扩展阅读)

☑ 做瑜伽

☑ 解决问题法

制订一个详细的应对计划帮助患者总结上述的内容,帮助患者在遇到压力的时候,能够清晰地整理出应对压力的途径(表 8-4)。

表 8-4　压力应对计划

项目	内容
压力事件	
发生压力的预兆	
预防压力的策略	
应付压力的策略	

要 点 重 述

★ 压力是在挑战性的环境下所产生的紧张的感受。

★ 为了达成自己的目标,应妥善处理压力。

★ 生活事件和日常琐事是压力的来源。

★ 要特别注意压力的征兆,及时进行处理。

★ 用具体的策略来避免压力。

★ 制订个人压力应对计划对于帮助达成目标很有好处。

附　放松训练

放松训练(relaxation training)是通过一定的程式,训练患者心理、身体放松的一种行为治疗方法。它对于缓解紧张、焦虑、不安、气愤等情绪有效,主要包括三种方式,即呼吸放松法、想象放松法、肌肉放松法。

一、呼吸放松法

具体做法:采用鼻子呼吸,腹部吸气。双肩自然下垂,慢慢闭上双眼,然后慢慢地深深吸气,吸到足够多时,憋气 2s,再把吸进去的气缓缓地呼出。自己要配合呼吸的节奏给予一些暗示:"吸……呼……吸……呼……",呼气的时候告诉自己现在在很放松、很舒服,注意感觉自己的呼气、吸气,体会"深深地吸进来,慢慢地呼出去"的感觉。重复做这样的呼吸 20 遍,每天两次。

二、想象放松法

在心理咨询与治疗中,想象技术是最常用的技术之一。想象最能让自己感到舒适、惬意、放松的情境,例如在大海边:"我静静地俯卧在海滩上,周围没有其他的人;我感觉到了阳光温暖的照射,触到了身下海滩上的沙子,我全身感到无比的舒适;海风轻轻地吹来,带着一丝丝海腥味。海涛在轻轻地拍打着海岸,有节奏地唱着自己的歌;我静静地躺着,静静地倾听这永恒的波涛声……"

给别人放松时,要注意语气、语调的运用。自我想象放松可以自己在心中默念。节奏要逐渐变慢,配合自己的呼吸,自己也要积极地进行情境想象,尽量想象得具体生动,初学者可在别人的指导下进行,也可借助录音来练习。

三、肌肉放松法

放松的顺序:头部—手臂部—躯干部—腿部。当然,这一顺序并不是不能打乱的,可以根据自己的爱好选择合适的放松顺序。

1. 头部的放松　第一步:紧皱眉头,就像生气时的动作一样。保持 10s(可匀速从 1 默念到 10),然后逐渐放松。放松时注意体验与肌肉紧张时不同的感觉,即稍微发热、发麻松软的感觉。第二步:闭上双眼,做眼球转动。眼球向左边转动,尽量向左,保持 10s 后还原放松。再使眼球尽量向右边转动,保持 10s 后还原放松。随后,眼球按顺时针方向转动一周,然后放松。接着,再使眼球按逆时针方向转动一周,然后放松。第三步:皱起鼻子和脸颊部肌肉(可咬紧牙关,使嘴角尽量向两边提起,鼓起两腮,似在极度痛苦状态下使劲一样),保持10s,然后放松。第四步:紧闭双唇,使唇部肌肉紧张,保持10s,然后放松。第五步:收紧下腭部肌肉,保持10s,然后放松。第六步:用舌头顶住上腭,使舌头前部紧张,10s后放松。第七步:做咽食动作以紧张舌头背部和喉部,但注意不要完全完成咽食这个动作,持续10s,然后放松。

2. 颈部的放松　将头用力下弯,使下巴抵住胸部,保持10s,然后放松。体验放松时的感觉。

3. 臂部的放松　双手平放于沙发扶手上,掌心向上,握紧拳头,使双手和双前臂肌肉紧张,保持10s,然后放松。接下来,将双前臂用力向后臂处弯曲,使双臂的二头肌紧张,10s后放松。接着,双臂向外伸直,用力收紧,以紧张上臂三头肌,持续10s,然后放松。

4. 肩部的放松　将双臂外伸悬浮于沙发两侧扶手上方,尽力使双肩向耳朵方向上提,保持该动作10s后放松。注意体验发热和沉重的放松感觉。20s后做下一个动作。

5. 背部的放松　向后用力弯曲背部,努力使胸部和腹部突出,呈桥状,坚持10s,然后放松。20s后,往背后扩双肩,使双肩尽量合拢以紧张背上肌肉群,保持10s后放松。

6. 胸部的放松　双肩向前并拢,紧张胸部四周肌肉,体验紧张感,保持10s,然后放松,感到胸部有一种舒适放松的感觉。20s后做下一个动作。

7. 腹部的放松　高抬双腿以紧张腹部四周的肌肉。与此同时,胸部压低,保持该动作10s,然后放松。注意由紧张到放松过程腹部的变化。20s后做下一个动作。

8. 臀部的放松　将双腿伸直平放于地,用力向下压两只小腿和脚后跟,使臀部肌肉紧张。保持此姿势10s,然后放松。20s后,将两半臀部用力夹紧,努力提高骨盆的位置,持续10s后放松。这时可感到臀部肌肉开始发热,并有一种沉重的感觉。

9. 大腿的放松　绷紧双腿,使双腿后跟离开地面,持续10s后放松。20s后,将双腿伸直同时紧合双膝,如同膝盖紧紧夹住一枚硬币那样,保持10s后放松。注意体验微微发热的放松感觉。

10. 小腿的放松　双腿向上方朝膝盖方向用力弯曲,使小腿肌肉紧张,保持10s后慢慢放松。10s后做相反动作。双腿朝向前下方用力弯曲,保持10s,然后放松。注意体验紧张感的消除。

11. 脚趾骨的放松　将双脚脚趾慢慢向上用力弯曲,其他部位不要移动,保持10s,然后放松。20s后做相反的动作,将双脚脚趾向下用力弯曲,保持10s,然后放松。

　　注意：放松的时候，指导者或自己应给予一些指示和暗示。比如在臂部放松时，可以给予这样的指示："伸出右手，握紧拳头，使劲儿握，就好像要捏碎什么东西一样，注意手臂紧张的感觉（集中注意和肌肉紧张）……坚持一下……再坚持一下（保持紧张）……好，放松……现在感到手臂很轻松……"

第九章

酒精等物质滥用相关问题的管理

第一节 概　　述

精神分裂症患者普遍存在物质滥用(substance abuse)的情况,大约50%的患者在生命中的某个阶段存在一种或多种物质滥用的问题。一项群体研究显示,精神分裂症患者物质滥用的可能性是普通人群的4.6倍。另有一项调查表明,1/3的精神科住院患者表示自己存在物质滥用的情况。

物质滥用是精神障碍发生的危险因素。Swofford等人的研究表明精神分裂症合并物质滥用者1年内精神病性症状复发的风险,是没有合并物质滥用者的4倍。所以,在康复过程中如何避免物质滥用是一个关键的问题,这对于患者的康复具有重要意义。

酗酒、吸烟是精神分裂患者中最常见的物质滥用情况,另外,苯二氮䓬类药物的滥用也经常出现。本章主要讨论精神分裂症患者康复过程中的物质滥用问题,虽然不同种类的物质滥用问题各有特点,但也有许多相似之处,本章提供的思路和策略适用于不同的物质滥用问题。

一、内容与结构

本章将帮助患者正确认识自己物质滥用的情况,并且权衡物质滥用对自己的利弊,做出自己的选择并制订个体化的物质滥用应对方案。本章的内容主要包括:①物质滥用的常见种类及原因;②物质滥用带来的各种问题;③权衡物质滥用的利弊;④制订预防物质滥用的计划。

二、治疗中的策略

(一)动机策略

不要强求患者接受物质滥用的坏处,因为患者一般不愿意直接承认物质滥用是有害的。但我们可以从患者使用这些成瘾物质的动机出发,了解他们是基于什么需要而使用这些成瘾物质,这样我们可以更清楚在哪些方面找到患者改变的动机。例如,有些患者抽烟是为了解决焦虑紧张,而紧张的来源是人际交往技巧的欠缺,因此,提高人际交往技巧就是很好的治疗动机;我们可以引导患者看到这些技巧是可以学习的,而吸烟只是暂时有效,作用十分有限。当患者学会比吸烟更有效地解决焦虑的技巧时,患者才有可能停止滥用物质。

结合康复目标,让患者谈谈自己的物质滥用行为对于康复目标的贡献和阻碍,并请患者设想如果自己没有物质滥用的情况,那么生活应该是什么样子的。通过压力易感性模型帮助患者去理解限制物质滥用可能会给他的生活带来的积极作用。

(二)心理教育策略

本模块的教育策略主要帮助患者摆脱物质滥用的困扰。比如,我们可以针对酒精是如何影响肝、肾、心、脑等靶器官做一般的疾病教育,同时介绍酒精是如何加重精神症状,甚至诱发精神症状;此外,还可以介绍在药物治疗过程中同时使用酒精存在的危害及风险。在介绍这些知识的时候可以结合患者既往的经历来解释酒精是如何影响他们的病情的,我们也可以结合反面个案,教育患者酒精对于疾病的影响,最后我们的落脚点应该是酒精滥用如何阻碍患者实现康复目标。这样的策略适合于其他精神活性物质的滥用。

(三)认知行为策略

有时患者对成瘾物质的依赖是基于对这些物质认知上的偏差,如觉得酒精易得,使用方便,有时可以改善睡眠及缓解焦虑抑郁;但我们可以发现,患者没有客观地看到酒精的副作用,如导致更长时间的失眠及情绪的不稳定,提供这些信息可以帮助患者更客观地评估使用酒精的利弊。有时患者觉得酒精是他们使用过的"最快"让他们摆脱痛苦的物质,但我们可以通过行为技术,让患者知道除了酒精以外的其他方式,可能起效速度不那么"快",但却更有效,如和其他人建立良好的关系,学会善用自己的资源,如及时向关心自己的人求助等等。当患者对自己面对的困难有更强的掌控感,可能对成瘾物质的依赖会明显下降。

第二节　会谈:物质滥用的常见种类及原因

物质滥用是指违反社会常规或与公认的医疗实践不相关或不一致,间断或持续过度使用精神活性物质的现象。这种滥用远非尝试性使用、社会娱乐或随处境需要的使用,而是逐渐转入强化性的使用状态,从而导致依赖的形成。1957年世界卫生组织对"药瘾"作了如下定义:由于反复使用药物而产生了对个人和社会有害的,并使躯体出现周期性或慢性的中毒状态。

精神分裂症患者的物质滥用情况普遍存在。根据压力易感性模型,某些物质滥用会增加患者的生物易感性,使得患者的症状恶化,严重时诱导疾病发作,出现焦虑、抑郁、幻觉、妄想等。

在我国,精神分裂症患者最常见的滥用物质是酒精、烟草以及苯二氮䓬类药物。对于其他物质滥用情况,本章也将做简要的介绍(见本章末附表)。

☑ **酒精**

精神分裂症患者,发展为酒精滥用的风险是普通人群三倍左右,美国流行病学研究显示,33.7%的患者存在酒精滥用,而普通人群为13.5%。酒精对身体多个器官都有害,如长期饮酒可导致肝硬化,增加肝癌的风险,同时对心脏及大脑也有很多不良影响。如长期饮酒可能导致维生素 B_1 摄取异常,导致大脑神经损害,进而严重影响大脑认知功能,出现记忆力下降,虚构,错构及人格的改变。部分患者觉得酒精会让自己"胆子更大",但这只是酒精的兴奋作用在起效,然而神经过度兴奋随之而来的是睡眠受到影响,甚至导致激越,有时出现类躁狂症状,严重时出现谵妄。而酒精对神经还有抑制作用,可以导致镇静和随后出现的抑郁症状群。无论酒精的兴奋或抑制作用,对病情的稳定都是不利的,有时甚至会诱发精神分裂症复发。使用酒精同时使用精神药物,有可能加强精神药物的镇静作用,导致患者过度镇静。如酒精与苯二氮䓬类药物合并使用会增加呼吸抑制的风险及食物反流误吸的风险,这些都可能是致命的。

☑ **烟草**

吸烟的同时会产生多环芳香烃类化合物,它们是很强的酶诱导剂。对肝脏药物代谢酶有诱导作用,因此,吸烟会降低奥氮平等抗精神病药物的血药浓度,削弱了药物的疗效,可能会引起精神症状的波动或复发。

☑ **苯二氮䓬类药物**

如阿普唑仑、劳拉西泮、氯硝西泮等经常用于精神分裂症的治疗,这类药物能够减少焦虑、激越、睡眠不足,减轻传统抗精神病药物的不良反应,增强抗精神病药物疗效,但滥用苯二氮䓬类药物,可能导致严重精神疾病患者面临更大的健康风险。

专家们对于精神分裂症患者的苯二氮䓬类药物使用较为谨慎,有些专家则建议避免使用苯二氮䓬类的药物治疗精神分裂症共病物质滥用的患者,其他专家认为严格监控和综合考虑治疗作用和副作用的情况下可间断使用这类药物治疗。

本章主要以酗酒的患者为例进行讲解,本例中运用的方法对于其他种类的物质滥用者同样有效。

治疗师：你曾提到过你爱喝酒，你能说说这个事情吗？

患者：是的，我很喜欢喝酒。

治疗师：有多喜欢，天天喝吗？

患者：没有，但至少一个星期得有三四次。

治疗师：嗯，平常爱喝什么酒呢，啤酒，白酒还是洋酒？

患者：白酒为多，啤酒不喝了，像喝水一样，不过瘾。

治疗师：嗯，一次能喝多少，都喝醉吗？

患者：一开始是两三两，现在多了，七八两不成问题。喝到微醺的感觉吧，但我从来不乱发脾气。

治疗师：看来酒量越来越大了，那如果一个星期不喝，或者几天不喝会不舒服吗？

患者：难受，家人还说我变得特别容易烦躁。

治疗师：可以谈谈你为什么要经常喝酒吗？是社交需要，还是有特别的原因？

患者：烦啊，人生不顺，也没有什么乐趣，喝点酒舒畅些。

治疗师：喝酒会让你暂时忘掉一些烦恼，但是如果不喝让你变得更难受，更烦躁？

上述的对话，治疗师确认了患者饮酒的问题，属于物质滥用的范畴。物质滥用通常有以下的特点：用量增加（产生耐药性）；可产生心理或躯体的依赖；对个人产生恶劣影响。值得强调的是，很多患者在谈到物质滥用时有很强的羞耻感，羞于谈这方面的问题。所以治疗时要避免逼问、责备患者，真诚地表达对患者的理解，并站在患者的角度去谈问题，不对患者的行为进行评判。多用"猜测 - 求证"的询问模式，这有利于让患者放下戒备，让患者觉得治疗师是理解他的，是愿意帮助他的，以达成有效的、良好的沟通。

尽管物质滥用会带来很多的问题，但患者使用精神活性物质可能有着重要的原因。急于促使患者停止使用它们，可能会让患者感到不快，质疑治疗师的用心，还容易忽略患者的内心需求。物质滥用往往是由于个体无法通过正常的渠道满足自己的需求，而采取的变相满足的方式。

可以使用物质滥用常见原因表来调查患者的物质滥用种类和原因（表 9-1）。

表 9-1　物质滥用常见的原因列表

物质滥用种类	符合程度
物质滥用常见的原因	1:非常不符合,2:有些不符合,3:不确定,4:有些符合,5:非常符合
缓解沮丧的情绪	
感受情绪高涨	
增加警觉性	
降低疼痛	
减少焦虑	
应对幻听	
保持清醒	
改善睡眠	
转移注意力	
应对症状	
社交需要	
习惯	
减少压力	
其他	

治疗师:(阅读患者填写的表 9-2)看来喝酒主要可以帮助你转移注意力、减少压力、改善情绪,并让你睡得更好,是这样吗?

患者:是的,确实是这样。我觉得离开了酒,我的生活就一团糟了,天天胡思乱想,情绪不好,睡不着。

治疗师:所以我可不可以理解为,你想要的是睡眠好点、情绪好点、调整好压力,注意力更集中,而并不是酒本身?

患者:是的。

表 9-2　物质滥用常见的原因列表(患者填写)

物质滥用种类:酒	符合程度(1 → 5 依次增加)
物质滥用常见的原因	1:非常不符合,2:有些不符合,3:不确定,4:有些符合,5:非常符合
缓解沮丧的情绪	5

续表

物质滥用种类:酒	符合程度（1→5 依次增加）
感受情绪高涨	2
增加警觉性	1
降低疼痛	1
减少焦虑	1
应对幻听	1
保持清醒	1
改善睡眠	4
转移注意力	4
应对症状	1
社交需要	2
习惯	3
减少压力	4
其他	

此处解释了物质（酒）滥用与患者的关系，把物质滥用的问题与患者本人分离开来，避免对患者的价值观进行评价，探讨物质滥用对于患者生活的影响，激发其改变的动机。

治疗师:原来是这样。如果可以用其他的方式达到这个目的,你愿意试一试吗?

患者:有这样的办法吗?

治疗师:其实药物就可以达到这样的效果。

患者:你在骗我吧,我之前吃药怎么没用? 如果吃药有用估计我早就不会喝酒了,我就是因为吃药没用才喝酒的。

治疗师:是这样吗? 那么真的太遗憾了,能跟我说说你的服药过程吗?

患者:我看了医生,吃了三四天药,我觉得昏昏沉沉的,每天都很没有精神,感觉胃也很不舒服,然后我朋友说我太紧张了,带我去酒吧喝酒,我觉得那感觉很棒。终于感觉想的没那么多了,睡得也比较好了。但是身体特别难受,我有的时候甚至觉得自己已经不是自己了。

至此,我们发现患者改变的动机是:希望让自己状态好些,具体希望改变的有以下几个方面:睡眠,注意力不集中,情绪问题,压力问题,社交问题等等。而患者目前存在的认知偏差(cognitive bias)有:对药物作用的误解及对酒精作用片面的认识。另外,患者的社会支持网络(朋友)是可以加以利用的资源。做了上述分析,我们可以结合患者的康复目标,强化他们的改变动机。患者提及希望通过酒精改变的方面,治疗师可以帮助患者如何寻找可替代的合理的解决方式。

第三节　会谈:物质滥用带来的各种问题

本章将着重介绍物质滥用带来的各种问题,让康复者进一步了解物质滥用的危害,强化其改变的动机。下面的材料列举了物质滥用带来的常见问题。

☑ 人际关系问题

物质滥用可能会令人产生冲动行为或行为紊乱,情绪变得不稳定。物质滥用者不被主流文化认同,会造成人际关系紧张,不利于患者积极康复、回归社会。

☑ 影响正常上班或者上学

物质滥用会导致患者情绪状态不稳定、注意力不集中及行为异常,造成工作失误或学习的困难。

☑ 日常生活问题

物质滥用者通常生活难以自理,特别是个人卫生情况较差,生活也很没有规律。

☑ 法律问题

最常见的法律问题,可能就是酒驾、毒驾。物质滥用者可能会面临违法犯罪问题,例如吸毒在我国是严重的违法犯罪行为。

☑ 健康问题

酗酒者可能会发展为酒精肝,吸烟者患肺癌的风险增高,而吸毒者常常共用注射器,增加了艾滋病的交叉感染风险。

☑ 安全问题

在物质滥用的影响下,人的警惕性会降低,判断能力下降,容易造成事故,如操作机器、开车等。

☑ 身心依赖(physical and psychological dependence)

身心依赖指的是身体和心理对物质的依赖,身体的依赖主要指由于适应了物质的刺激,需要使用更大剂量才能达到同样的效果,否则会出现虚弱、颤抖、呕吐等戒断症状。而心理依赖指的是由于患者使用成瘾物质而产生一种特殊的欣快感和欢愉舒适的内心体验，在精神上驱使使用者定期地连续使用渴求和强迫使用行为，以获得心理上的满足和避免精神上的不适。

　　我们将物质滥用所带来的生理、心理、社会方面的问题做了总结，请患者根据自身情况填写以下表格（表9-3），根据自己的情况在表格中写下对应的数字（1：非常不符合，2：有些不符合，3：不确定，4：有些符合，5：非常符合）。

表9-3　物质滥用情况记录表

物质滥用种类	符合程度（1→5依次增加）
反应变慢	
精力变差	
不被社会接受	
视觉扭曲	
食欲增加	
焦虑感或者恐惧感	
注意力和记忆力变差	
住院治疗	
影响上学工作	
日常生活问题	
法律问题	
健康问题	
身心依赖	
其他	

　　患者：我感觉自己被人跟踪了，他们要害我。

　　治疗师：这种感觉好像很早之前听你说过，中间消失了，现在又出现了吗？

　　患者：是的。

　　治疗师：你觉得这种被人跟踪的感觉有多大可能性是真的？

　　患者：我觉得50%可能性吧，确实如你所说，我明显能感到自己的变化，最

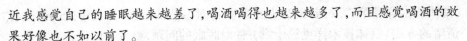

近我感觉自己的睡眠越来越差了,喝酒喝得也越来越多了,而且感觉喝酒的效果好像也不如以前了。

治疗师:除了感觉自己被跟踪,最近还发生了其他事情吗?

患者:我酒后打了我老婆,老婆说要跟我离婚,还要把孩子带走。这对我来说真的是很大的打击。

治疗师:看来酗酒不仅使你的症状恶化了,也导致了家庭关系的紧张。

患者:是的。

治疗师:让我们来看看下面的表格,请按照表格的要求填上相应的数字。这样便可以总结酒精给你带来的问题。

患者:好的。

(参见表9-3)

治疗师:看来酒精带来的结果是导致食欲增加,婚姻破裂,并不得不接受住院治疗。

患者:是的,这些确实非常影响自己的状态。

治疗师:在这之前,我们还讨论了喝酒可能给你带来的用处,我们做个权衡,两者相比,你有什么样的想法?

患者:喝酒给我带来的好处是我不愿放弃的原因,但给我带来的坏处是我不愿承受的。

治疗师:这是很合理的想法,还记得我之前跟你说过的,你依赖的东西其实不是酒本身,而是酒给你带来的好处。

患者:是的,我从未怀疑过这句话。

治疗师:另外,对于酒精给你带来的坏处,只要你停止喝酒,就可以得到缓解。

患者:是的,你说的很对。

治疗师:而喝酒给你带来的好处,通过药物治疗、心理治疗、康复治疗等可以帮助你达到类似的效果,你愿意试一试吗?

患者:嗯,你的意思就是一方面通过减少饮酒降低喝酒对我的坏处,另一方面通过其他手段去弥补喝酒给我带来的好处,对吗?

治疗师:对,你说的很对。

　　通过权衡饮酒的利弊,治疗师帮助患者找出了停止喝酒最重要的理由。为了强化不再酗酒的决定,治疗师还应帮助患者找到一些合理的应对方式,来替代饮酒背后的需求。案例中的患者通过饮酒来缓解沮丧的情绪,转移注意力以及改善睡眠问题。治疗师帮助患者识别感到沮丧的原因,即患者缺乏对生活的掌控感,接下来的会谈,治疗师运用"制订个人目标及实现目标的策略"

（具体技术详见第二章）帮助患者重新获得对生活的掌控,并且讨论如何改善情绪的方法（具体技术详见第十章）;针对睡眠的问题,患者在以往曾有过负性的服药经历,但鼓励患者向医师寻求帮助依然是个不错的建议。

第四节　会谈:制订物质滥用预防计划

本次会谈我们将聚焦在如何帮助患者避免和应对诱发滥用的不利因素。主要包括以下内容:

> ☑ 强化你不再使用物质的原因
> ☑ 学习处理高风险情境

患者在决定停止或减少物质滥用的过程中,可能会遇到很多挑战。治疗师帮助患者强化停止物质滥用的动机,关注物质滥用与达成康复目标之间的关系,以尽量地避免滥用行为的发生。

治疗师:那么,是什么原因让你决定停止喝酒呢?

患者:就像我之前说的那样,我觉得我再也不想复发,被家人抓去住院。每住院一次我觉得自己就死了一次。

治疗师:看来复发住院对你来说很可怕。

患者:确实是这样,我再也,再也不要住院了。相比不喝酒来说,住院的痛苦程度要大得多。

治疗师:好的,还有其他的原因吗?

患者:我想如果我不喝酒了,不发病了,那么我可以去上班,挣钱给家里减轻负担。

治疗师:看来停止喝酒会给你带来更好的生活。为了清楚自己的决定,你是否愿意在接下来的一段时间里,明天都花一点时间阅读一下停止喝酒的原因?

通常能帮助患者减少物质滥用的原因有:

> ☑ 降低再住院率
> ☑ 改善人际关系
> ☑ 提升工作或上学的能力
> ☑ 有能力做一个好父亲或好母亲

> ☑ 完成学业
> ☑ 降低违法犯罪的可能

　　识别和处理诱发物质滥用的高风险情境是非常重要的预防策略。常见的情况主要有两类,一类是社交需求,一类是情绪不佳。在社交场合,社交压力很可能会导致患者再次出现物质滥用。因此,治疗师可以通过角色扮演,提醒患者如何拒绝使用这些物质。例如,当别人邀请物质滥用(如劝酒)时,可以先以委婉的语气拒绝,并提议用其他的方式替代,例如喝水;如果对方依旧坚持,可以以坚定的语气告诉对方,"这样会让我感到不舒服,如果你再坚持,我恐怕只能先离开了";如果对方还是不依不饶,那么可以考虑离开,之后可以再向对方解释。此外,人在情绪不佳的时候,常常希望获得情绪的释放,而物质滥用者的问题解决模式常常就是通过物质滥用来逃避问题以获得短暂的缓解。因此,治疗师可以帮助患者发展更多调整情绪的方法,例如做一些自己感兴趣的事情来转移注意力,也可以使用放松技巧,或者向家人朋友寻求帮助(更多的内容详见第十章)。

　　治疗师:特别值得注意的是,你要学会如何去识别和应对喝酒的高风险情境。

　　患者:这是什么意思?

　　治疗师:意思就是你要了解自己在什么情况下容易喝酒,以及在这种情况下如何处理。

　　患者:你说得很有道理,我喝酒最多的情况是在聚会上,我虽然酒量不行,但是我喝起来不要命,大家都喜欢灌我。

　　治疗师:那么,聚会对你来说就是一个高风险情境。你觉得要如何去处理呢?

　　患者:不喝不就行了吗?

　　治疗师:在那种环境下,如果大家都劝你喝,你是否还能坚持呢?

　　患者:可能会有些困难。他们会觉得我不喝就不给他们面子,会损害我们之间的关系。

　　治疗师:这确实也是重要的问题。但是喝酒可能会带来更大的麻烦。那你是否可以尝试委婉地拒绝呢? 例如,告诉他们最近你的身体不舒服,不适合喝酒?

　　患者:可以,我可以告诉他们我胃痛,不能喝酒。

　　治疗师:很好,如果他们依然坚持,你可以提议用别的饮料代替;如果他们依旧坚持,你可以告诉他们,"这样劝酒会让我觉得不舒服,如果你再坚持,我恐怕只能先离开了";如果对方还是不依不饶,那么你可以考虑离开,之后再向对方解释。你觉得这样做可以吗?

患者:好的。我想我会试试看。

接下来,治疗师将逐一地引导患者总结常见的高风险情境,并讨论具体的应对方法,完成物质滥用的预防计划。角色扮演可以提高患者使用技能的能力(表9-4)。

表9-4 物质滥用预防计划

高风险情境1:和朋友聚会,遇到劝酒的情况	处理方法: 可以按照以下的步骤拒绝劝酒 1. 我胃痛,不适合喝酒; 2. 我可以喝其他饮料代替; 3. 我可以坚定地告诉他们,"这样劝酒会让我觉得不舒服,如果你再坚持,我恐怕只能先离开了"; 4. 考虑离开,之后再向对方解释。
高风险情境2:	处理方法:
高风险情境3:	处理方法:
高风险情境4:	处理方法:
紧急联系人有谁	我的妈妈: 电话:×××× 我的心理治疗师: 电话:×××× 我的康复治疗师: 电话:×××× 我的医生: 电话:××××

值得注意的是,本章的主要目标在于帮助患者正确看待物质滥用对精神症状以及个人目标的消极影响,并做出积极的改变,但我们的方案并不能替代临床医师在必要时进行戒断的替代治疗。如果患者在生理上产生了依赖,那么他们在决定减少或停止使用成瘾物质时,还要鼓励他们积极地与物质依赖科的医师联系,获取正规的戒断治疗。

要 点 重 述

★ 社交、提神、摆脱烦恼都可能是患者物质滥用的动机。

★ 物质滥用很有可能会导致多种不良后果，比如可能会加重症状，诱发复发，严重损害社会功能，影响日常生活，并有可能违反法律。

★ 具有精神心理问题的患者很有可能对于滥用物质尤其敏感。

★ 物质滥用可能会减弱抗精神病药物的疗效。

★ 权衡了物质滥用的利弊以后，可以做出是否继续物质滥用的决定。

★ 如果患者决定了停止物质滥用，那么应根据其康复目标制订物质滥用预防计划，必要时，还要接受正规的戒断治疗。

附　常见物质滥用种类与影响表

种类	举例	积极作用	消极作用
酒精	啤酒 白酒 葡萄酒	放松 减轻抑郁压力 减轻焦虑	反应变慢 打瞌睡 不被社会接受 服用禁药 躯体健康问题 人格改变 社会损害（社会问题）
大麻	大麻 THC（四氢大麻酚）	放松 高涨情绪	反应变慢、沟通能力下降 易激惹、愤怒或攻击 焦虑感或者恐惧感 睡眠困难 食欲下降、体重减轻 抑郁 注意力和记忆力变差 视觉扭曲 其他精神症状
兴奋剂	可卡因 甲基苯丙胺 苯丙胺（安非他明）	精力充沛 开心愉快	焦虑 偏执和精神病性症状 失眠 认知功能损害

续表

种类	举例	积极作用	消极作用
兴奋剂	MDMA（摇头丸）		人格和现实解体 精神依赖 抑郁 暴力、伤害、犯罪倾向
致幻剂	PCP（苯环己哌啶） 及其衍生物（如氯 胺酮） LSD（麦角酸二乙 基酰胺） 麦斯卡林（北美仙 人球毒碱）	提高敏感度 产生幸福感	失眠 焦虑 冲动行为、谵妄状态 精神病性症状（如恐怖幻觉） 抑郁
阿片类	海洛因 可待因 吗啡 杜冷丁 芬太尼	致欣快（产生快感） 放松 降低疼痛敏感性	困倦 高成瘾性 疼痛症状群 神经精神症状群 躯体症状群 急性中毒风险
咖啡因	咖啡 茶	精力充沛	焦躁不安 神经过敏 兴奋 失眠 头痛 多尿 胃肠功能紊乱 肌肉抽搐 心动过速或心律失常 茶影响药物吸收
烟草（尼古丁）	吸烟 嚼用烟草	精力充沛 良好感觉	成瘾性 咳嗽、咳痰等呼吸道症状 慢性支气管炎、肺气肿 食欲差、消化道溃疡 高血压、心肌病 增加患肺癌、口腔癌、喉癌、 食管癌、胃癌、肝癌、胰腺癌 等多种癌症的风险 加快某些药物（奥氮平等）的 代谢速度，降低其血药浓度

续表

种类	举例	积极作用	消极作用
苯二氮䓬类药物（抗焦虑药）	安定 阿普唑仑 氯硝西泮 劳拉西泮 艾司唑仑 奥沙西泮 三唑仑	降低焦虑 放松 催眠	停药时会引起焦虑的反复发作 迟钝感 身心依赖

第十章

应对持续症状和生活困难

第一节 概 述

有些患者在接受足量足疗程的药物治疗之后,依然存在部分精神症状,此外,患者在康复过程中可能还会遇到除了症状以外的具体困难。因此,学习如何应对症状以及处理生活困难,对患者减轻症状影响,提高生活质量非常重要。

一、内容与结构

本章内容主要包括:①应对持续症状;②解决困难的模式。

二、治疗中的策略

(一)动机策略

明确患者被什么样的问题所困扰,制定并践行应对策略。当患者从应对策略中感受到进展,会促使患者参与到这些项目中。

(二)心理教育策略

精神分裂症的治疗中,有2/3的患者可能需要承受持续症状的影响。此时,在疾病教育过程中始终给患者灌注希望变得非常重要。

同时应该灌输以下几个观念:(1)即使存在持续的症状,患者依然可以通过学习一些技巧去克服这些症状对他们的影响,实现他们之前制订的康复目标。(2)让患者明白有时当药物无法完全缓解症状的时候,让症状完全消失并不一定是治疗的目标,而他们之前制订的康复目标才是我们始终需要持续关注的内容。症状没完全得到控制并不意味着需要放弃治疗或放弃康复目标。让患者学会关注症状以外的康复内容。(3)由于症状的持续,患者会感到无助、悲观、消极,家属也表现得焦虑,对患者过分关注。此时应针对这些问题对患者及家属进行疾病教育,灌注希望,减少各种负面情绪对实现康复目标的干扰。

关于如何应对生活中的困难,应帮助患者认识到康复的过程并非一帆风顺的,帮助他们应对包括精神疾病本身及精神疾病以外带来的困扰。精神疾病本身带来的困扰,包括:疾病对患者外貌、认知、思维、行为能力的影响,让患者感到自己像变了一个人,因此,埋怨治疗导致他们变得更糟糕了、变丑了或者变笨了。此时我们需要站在患者的角度理解他们的诉求与担心,而不是忽略这些诉求,我们一起和患者分析目前他们最关切的问题,和医师一起解决这些疾病本身带来的问题,找到适合他们的治疗方案。有时则是疾病以外的因素:包括不能顺利找到工作,不能处理好人际关系,病耻感。有些时候患者会埋怨是精神疾病或治疗本身给他们带来这些麻烦。此时应该让患者看到,上述的问题不是不能解决的,而治疗本身及康复的过程,就是寻求解决这些问题的过程。

(三)认知行为策略

有持续精神症状的患者常见的问题包括:怀疑治疗的必要性;对持续幻听感到恐惧、烦躁、困扰;对部分妄想症状的负性强化,更不愿意相信周围重要的人及不愿意相信医师。此时可以通过找出患者以偏概全、过分推理的思维错误,回应患者对治疗的怀疑,也可以通过利弊分析技术和患者探讨继续或终止治疗的利弊。通过注意力转移技术、放松技术帮助患者减轻幻觉对他们的影响。通过行为检验的方法帮患者减轻妄想对他们的困扰,降低妄想的坚信程度,从而让患者有更多的精力关注他们的康复目标。

对于持续出现的生活中的困难,如找工作、不能很好地和别人建立人际关系、病耻感等困扰,我们可以通过找到患者的非适应性思维,例如觉得自己什么事情都做不好;不会有单位愿意聘用他们;只有患者才需要吃药;只有所有的症状都被控制了才算正常,只有正常了才可能找到工作等。我们可以通过认知重建帮助患者发现这些认知偏差对他们生活造成的不良影响。我们可以通过角色扮演技术模拟患者需要面对的人际交往情境,如怎样表达自己不同的看法;怎样准备应聘面试;怎么面对别人的误解等等。我们可以通过设计一些小任务让患者完成,让他们重新审视自己的能力,让他们发现自身的资源,并强化它们。

第二节 会谈:应对持续症状

本次会谈的目标在于帮助患者识别持续症状,并扩大应对策略的使用,提高患者对症状的控制感。本次会谈介绍了精神疾病治疗过程中常见的持续症状以及相应的应对措施。治疗师可以根据患者存在的症状选取本章中的内容作为会谈素材。

常见的持续症状主要有以下几大类:

☑️ 注意力问题:有些患者表示自己在服药后的康复过程中,感觉自己做事情时很难集中注意力,无法专注于当前的活动。

☑️ 情绪问题:主要包括对于生活的过度担心、情绪的持续低落、难以抑制的愤怒情绪。

☑️ 睡眠问题:睡得过多或过少,入睡困难。

☑️ 阴性症状问题:精神萎靡,退缩懒散,缺乏生活目标,回避社交等表现。

☑️ 精神病性症状问题:幻听、妄想。

一、针对注意力问题的策略

☑️ 一次只做一件事,比如在写作业的时候不要听歌。

☑️ 如果觉得跟别人交谈的时候比较困难,那么可以主动请对方说得慢一点或者重复一下。

☑️ 与别人交流的时候,通过重复对方的话以确认自己正确领会了对方的意思。

☑️ 将大的目标分解成一个个小的目标,做自己力所能及的事情。

☑️ 完成不同事情的难度是不同的,在开始的时候选择自己喜欢做的事情,那样你将更加容易集中注意力。从最愿意干的事情开始,增强自己集中注意力的能力。

☑️ 与朋友一起活动,比如下棋、打球、麻将、扑克等等。这类活动相对来说比较容易集中注意力。

　　针对注意力的问题,通常需要先明确具体在何种情境下感到困难;其次,还要确认是否对使用的策略存在顾虑,治疗师往往需要帮助患者分析可能存在的困难,在每个阶段可能会遇到什么具体的问题,有些时候治疗师可能会设置一些具体的问题以检验患者对方法的使用情况。认知行为策略在这部分中是被经常使用的重要技术。此外,建立应对策略一般会选择从简单的技术开始,再逐渐提高难度,因为这样对患者来说更容易理解和执行。

　　下面的案例比较完整地展示了如何发展应对注意力的策略。

　　患者:我经常觉得会听不清别人说话而导致无法理解别人的意思,你介绍的主动请人说的慢一些或者重复一遍的策略感觉会很有用,但是我会觉得这样很不好意思。

治疗师:每当你想到请人说话慢一点或者请人重复的时候,脑子里的想法是怎么样的呢?

患者:我麻烦了别人,别人会不喜欢我。

治疗师:如果别人这么跟你说,你会愿意慢慢说话或者重复吗?

患者:我会的。

治疗师:当你这样做,你一定会不喜欢让你重复的人吗?

患者:不一定。

治疗师:确实是这样,你请别人说得慢一点或者重复一遍,别人有可能会觉这有点麻烦,但不一定会不喜欢你。但也同样有可能觉得这很正常,很乐意说得慢一点或者重复一遍。我们来做个角色扮演吧。我们模拟工作的场景,我来扮演你的同事,怎么样? 你来向我提这样的建议,然后我们可以讨论下在这个过程中我们的感受。

患者:好的。刚才开会你说的工作安排我没听清楚,你可以再说一遍吗?

治疗师:不好意思,我现在正忙,等我有空再跟你说。

患者:……(表情比较尴尬,有点无所适从)

治疗师:可以和我分享一下刚才同事没有立即回应你的要求,你自己的感受?

患者:我觉得有点尴尬,别人没有回答我,不知该怎么办?

治疗师:还有其他的感受吗?

患者:我觉得同事是不是嫌我烦?

治疗师:哦,刚才你觉得我的语气有点不耐烦?

患者:我不确定。

治疗师:那你猜测我有点不耐烦?

患者:是的,我是这样想的。

治疗师:你对这一想法有多确定?

患者:一半一半吧。

治疗师:也就是说也有可能我并不是因为不耐烦才没有回答你的?

患者:也许吧。

治疗师:那你有没有什么办法可以验证一下?

患者:也许我可以再问一次。

治疗师:那你会选择什么时候问?

患者:刚才你说没空,那我可以等你有空再问。

治疗师:那你怎么知道我什么时候有空呢?

患者:也许我可以直接问你。

治疗师：很好，我们再重新演练一下？

患者：好的。刚才开会你说的工作安排我没听清楚，你可以再说一遍吗？

治疗师：不好意思，我现在正忙，等我有空再跟你说。

患者：不知道你什么时候方便，我再来找你？

治疗师：我马上要开会，可能要到中午才结束。

患者：那我下午来找你可以吗？

治疗师：可以，下午2:30我在办公室。

患者：好的，我到时候去找你。

治疗师：很好，你可以说说这一次你自己把时间约好后有什么感受？

患者：我觉得轻松了很多。

治疗师：还会感觉到我嫌你麻烦吗？

患者：好像不是太明显。

治疗师：还会感到被拒绝而尴尬？

患者：好像你也不是故意的，你确实要开会，没时间和我交谈。

治疗师：很好，其实这个过程就是一个很好的验证。开始你觉得我好像在拒绝你，嫌你麻烦，你自己感到尴尬，不知所措，但你尝试去做一些小小的改变，你原来的担心被消除了，情绪也变得轻松起来。

患者：确实是这样。

治疗师：好，我们再来模拟一下下午2:30你到办公室找我，假设我刚好在和其他的同事交谈，而且你等了5分钟，交谈还没结束，可以说说在这种情景下你会有什么感受？

患者：我觉得有点小失落。

治疗师：哦？因为什么呢？

患者：可能你把和我约好的时间忘了。

治疗师：还有什么让你感到失落的？

患者：可能你真的不想见我，嫌我很麻烦。

治疗师：这是你的猜测？

患者：是的。

治疗师：你有多大把握觉得你的猜测是正确的？

患者：30%~40%。

治疗师：好像只是有一点顾虑。

患者：是的，因为平时你记性很好，很守时，我觉得应该不会忘记的。而之前你告诉我要准备开会，而且，你没有表现得很不耐烦。

治疗师：很棒，你发现了这些不支持你的猜测的证据。那接下来，你会怎么做？

患者：可能我会再等 5 分钟。

治疗师：如果 5 分钟之后我和其他同事的交谈还没结束呢？

患者：我会打断一下，然后再次确定一下时间。

治疗师：很好，我们可以演练一下吗？

患者：好的。不好意思，我打断一下你们，早上我和你约了 2:30 谈谈工作安排的事情，现在你好像比较忙，不知道晚一些你是否有时间？

治疗师：非常抱歉，因为有一些紧急事件要处理，所以我刚才一直在忙，估计要 20 分钟才能结束，你稍微晚一点过来可以吗？

患者：没问题，那我 3:10 过来可以吗？

治疗师：好的，待会见。你可以谈谈再次确定时间以后的感受吗？

患者：我再一次放松下来了。

治疗师：为什么？

患者：因为你没有忘记，而当前你不是在回避我，而是在处理紧急事件，而且你答应晚一点和我见面，我不需要傻傻地等着。

治疗师：很好，不知你有没发现，你再一次通过验证的方法去解决你自己的担心顾虑，从而让自己放松下来。

患者：确实如此，可能以前我会选择离开，然后继续在想同事是不是讨厌我才随便敷衍我。

治疗师：我们再来演练一下你见到我交谈工作计划的情景怎样？

患者：好的。今天开会好像对各个部门做了工作安排，但我对我们部门工作安排的流程和时间没听清楚。（假设之前的会谈已经知道患者在财务部门工作）

治疗师：哦，主要有几方面内容。第一，在月底完成年终财务报表。第二，一周后每个部门成员提交下年终工作总结及下一年度工作计划。第三，明年可能要启用新的办公系统，总结好当前存在的问题及启用后的应急预案。两周后完成意见收集，并提交初步报告。第四，明年需要对财务部门进行架构调整，每个工作小组召集会议，商讨人员调整事宜，一月后提交初步预案。

患者：不好意思，刚才你说的内容有点多，你可以说慢一点吗？

治疗师：第一，在月底完成年终财务报表。第二，一周后每个部门成员提交下年终工作总结及下一年度工作计划。

患者：等一等，我还是没跟上。

治疗师：这时你自己有什么感受？

患者：觉得有点难为情。

治疗师：为什么？

患者：这样反复叫同事重复，挺尴尬的，好像显得自己特别笨。

治疗师:那你会怎么做?

患者:可能我会和他简单解释一下反应慢的原因,但我又不想告诉他我有精神病。

治疗师:嗯,那是个人隐私,确实没必要随便和别人说,但你打算怎么解释?

患者:我可能会说最近状态不是太好,老是忘事,注意力不够集中,所以希望对方说慢些。

治疗师:除此以外,还有什么可以让你不那么容易忘记这么多的内容?

患者:我可以拿纸记录要点,或是用手机录音,回去再重播。

治疗师:很好。我们接着刚才的情景,继续演练。

患者:等一等,我还是没跟上。最近状态不是太好,老是忘事,注意力不够集中,所以希望你说慢些,或者可以的话我用手机录一下音。

治疗师:没问题,我可以再说一次,需要的话你把它录下来吧。现在你的感觉怎样?

患者:好多了,好像不一定会像我原来设想的那样嫌弃我,而且这样问题也可以得到解决。

治疗师:确实如此,刚才你做得非常棒! 以后我们可以针对不同的情景多做这类的演练。

案例中还示范了角色扮演这一方法的运用。通常选择演练的场景要尽量贴近患者的生活。治疗师需要设想在这些情景中患者可能会有哪些困难,或直接向患者询问他们会遇到哪些困难。在扮演过程中反复引导患者做不同解决方案的尝试,并了解他们的感受(情绪),感受背后的想法(认知),通过练习,让患者重新检验自己的想法,从而改变他们的情绪,调整行为模式。

二、针对情绪问题的策略

患者最常见的情绪问题包括焦虑、抑郁、愤怒。下面就这些问题分别介绍应对策略。根据患者的回答查找合适的部分进行会谈。

(一)焦虑

人处在焦虑的状态下,会感到明显的担忧,并伴随着一些生理症状,如脸红、心跳加快、尿频尿急、肌肉紧张等。极端情况下,甚至可能出现惊恐发作、濒死感等。以下是一些可能有效的应对策略:

- ✓ 使用前面学过的放松训练进行放松,以保持冷静。
- ✓ 向朋友倾诉。

☑ 识别焦虑的情景,通过问题解决法,逐步解决问题。

☑ 询问医师自己是否需要服用抗焦虑药物。

☑ 询问治疗师等医护人员是否可以针对自己的情况做一些心理治疗。

治疗师:能告诉我最让你焦虑的事情吗?

患者:恐怕是坐电梯吧。我总是担心会死在电梯里,所以我很久没有坐过电梯了。而我的办公室在十五楼,这让我感到很困扰,能否提供一些办法帮我缓解这些焦虑,然后帮助我顺利坐电梯到办公室呢?

治疗师:好的,我来给你提供一个思路。还记得我们学过的逐步解决问题的思路吗?首先你需要把问题分解,你觉得该如何分解这个目标呢?

患者:我想达到的目的是坐电梯上十五楼,但我一进电梯就会很焦虑,我需要克服这一点。那么,首先我觉得可能就是能坐上电梯,在电梯里能待上一层楼的时间吧。

治疗师:很好的思路,但是现在让你进电梯你可能会有点害怕,那么,能在电梯口观察一段时间吗,看看大家进进出出。然后,当你觉得你敢进去的时候,就进去坐上一层,比如从一层坐到二层。如果你觉得自己不敢坐,我们再把任务设置得简单些,比如让你的朋友陪你一起去坐电梯,或者从景观电梯开始。等到你感觉在电梯里待上一层楼的时间不再是问题时,开始尝试待更多的楼层数,通过这样的适应,你在电梯里的焦虑感也就降低了。

(二) 抑郁

人处在抑郁状态的时候,最常见的不良感受是心情低落,并有可能同时伴有以下情况:

☑ 对以前喜欢做的事情失去了兴趣

☑ 睡的太多或者失眠

☑ 变得优柔寡断

☑ 自我感觉变得很差

☑ 觉得未来没有希望

☑ 食欲变得很差

如果患者存在类似的问题,那么向他们介绍以下应对策略:

> ☑ 每天找出一个自己的优点,并写下来。
>
> ☑ 找到自己现阶段最想做的事,并与自己的治疗师讨论如何去实现它,并制订一个可行的时间表。
>
> ☑ 每天做一件愉快的事情。
>
> ☑ 参加团体活动,减少独处。
>
> ☑ 每天洗澡,把家里打扫干净。
>
> ☑ 如果食欲下降,尽量去吃一些自己最喜欢吃的东西。
>
> ☑ 心情不好的时候可以找人倾诉,找不到人倾诉的时候可以把当时的感受写下来。
>
> ☑ 每天做一些运动。

治疗师:最近你遇到了什么困扰了呢?

患者:我感觉自己情绪有些问题,这些问题会让我感到很大的困扰。

治疗师:听起来你确实遇到些麻烦,具体来说,你的生活发生了什么样的变化呢?

患者:我觉得开心不起来,觉得自己很没有用,一点优点也没有,天天只想躺着,饭也不想吃,事情也不愿意做。

治疗师:这种感觉一定很糟糕吧,那么你有过自杀的想法吗?

患者:特别难受的时候想过。

治疗师:有具体计划吗?

患者:那倒没有。

治疗师:每当遇到情绪不好时,你是如何应对的呢?

患者:心情不好,我只能睡觉。

治疗师:睡了以后心情好点吗?

患者:其实并没有什么变化,而且我觉得越睡越累。但我无能为力,不知道该干什么。

治疗师:除了睡得多,还有其他的改变吗?

患者:我什么都不想做,家里很脏很乱,但我觉得没力气去打扫。有时我连续几天大部分时间都躺在沙发上发呆,不想动,甚至有时两三天不洗澡。

治疗师:如果你明天要去上班,你最先做些什么准备?

患者:可能我会先把自己收拾干净。

治疗师:很棒,你可以尝试先把自己收拾干净,就像你明天就要上班一样。

患者:我太累了,我估计我做不到。

治疗师:好,我们看看你指的"收拾干净"需要做些什么。

患者:起码要洗个澡,换干净的衣服,然后化个淡妆,之前我上班都会这样做。

治疗师:如果在这些准备当中挑一个来做,你觉得哪个最容易完成?

患者:洗澡。

治疗师:你觉得今天回家后洗个澡的可能性有多大?

患者:我不知道。

治疗师:太难了?

患者:我回家只想睡觉,其他什么都不想干。

治疗师:如果我告诉你,洗个澡会让你感觉好些,你相信吗?

患者:我不知道。

治疗师:那你可以试试吗?

患者:我不确定。

治疗师:你觉得让你无法实施最大的阻力是什么?

患者:洗澡太麻烦了。要涂香皂,要搓,要冲洗,要抹干。

治疗师:如果只是淋浴,你觉得会容易些吗?

患者:会。

治疗师:那你只是去浴室淋一下可以吗?

患者:可以。

治疗师:你觉得淋多久合适?

患者:10分钟。

治疗师:你会选择什么时候做?

患者:睡觉前。

治疗师:你一般几点睡?

患者:11点。

治疗师:很好,今晚10点半淋浴10分钟。你觉得你能做到的可能性有多大?

患者:50%。

治疗师:那另外50%不能完成的可能原因有哪些?

患者:我怕忘了。

治疗师:有没什么好的方法可以提醒你?

患者:我可以在手机设置备忘录。

治疗师:太棒了。那现在你设置好备忘录,在今晚10点半淋浴10分钟。这样你觉得能做到的可能性多大?

患者:80%。

治疗师:太好了。想象你明天就要上班了,你要把自己收拾干净,你调好了备忘录,在今晚 10 点半淋浴 10 钟。

上述对话,治疗师使用了行为激活(behavioral activation)技术,一步一步引导患者做出她愿意进行的改变,同时评估患者实施的可能性。如果实施可能性太低,我们进一步和患者一起发现阻碍的因素;如果问题太难,可能我们尝试降低任务的难度,直到患者认为实施的可能性较大。下次治疗我们要追踪患者完成的情况以及情绪改变的情况。

案例中患者还提"自己没有用、一点优点都没有",我们尝试引导患者发现认知的不合理性,并调整这种认知偏差,以改善情绪。

> 治疗师:你刚才说你觉得自己没有任何优点?
>
> 患者:确实如此。
>
> 治疗师:之前你好像提过有两个很要好的朋友?
>
> 患者:是的。
>
> 治疗师:你这两个好朋友为什么喜欢和你在一起?
>
> 患者:我不知道。
>
> 治疗师:你的朋友夸过你吗?
>
> 患者:不记得了。
>
> 治疗师:如果你交朋友,你会选择结交什么样的朋友?
>
> 患者:善解人意,真诚,在我需要的时候能够帮助我。
>
> 治疗师:那你觉得自己是这样的朋友吗?
>
> 患者:也许吧。
>
> 治疗师:你可以谈谈你是怎么帮助你的朋友的?
>
> 患者:他们不开心的时候我会陪伴他们,听他们倾诉。
>
> 治疗师:非常了不起,如果我是他们,我也非常愿意和你交往。
>
> 患者:真的吗?
>
> 治疗师:当然,谁都喜欢善解人意,真诚,善于倾听的朋友。
>
> 患者:我想起来了,他们确实也像你刚才说的那样夸我。
>
> 治疗师:看到了吗? 善解人意,真诚,善于倾听,这就是你的优点。这是很了不起的优点。你可以把它们记下来。你可以这样写"我善解人意,真诚,善于倾听"。

当患者表露出要伤害自己或者轻生的念头,治疗师需要及时通知家人和医师,并帮助他们寻求紧急援助。另外,告知患者在心情低落的时候可以拨打心理危机(psychological crisis)援助热线,那里有专业的人员可以提供一些紧急援助。

> ☑ 北京心理危机援助热线:800-810-1117;010-82951332
> ☑ 杭州心理危机援助热线:0571-85029595
> ☑ 上海心理危机援助热线:021-12320-5
> ☑ 广州心理危机援助热线:020-81899120
> ☑ 深圳心理危机援助热线:0755-25629454
> ☑ 武汉心理危机援助热线:027-85844666
> ☑ 四川心理危机援助热线:028-87577510;028-87528604

除了上面的热线,治疗师可以使用百宝箱技术,让患者在有自杀的危机情况下使用他们之前治疗中发现的资源。

治疗师:最近你的情绪一直不好,是否有过自杀的想法?

患者:有。

治疗师:有计划吗?

患者:有。

治疗师:可以谈谈有哪些计划?

患者:我计划过跳楼,割腕,但实施那一刻我下不了手。

治疗师:可以描述一下当时的情境?

患者:当时我走到大楼顶层,我看着下面,有种想跳下去的冲动。

治疗师:什么原因让你想这么做呢?

患者:我两个月内丢了两份工作。

治疗师:那确实让人难受。那当你站在楼顶想跳下去那一刻,是什么让你没这样做?

患者:当时我想,我跳下去,我父母怎么办?

治疗师:父母对你来说确实非常重要,当时还想到了其他吗?

患者:我想我男朋友也会很难过的。

治疗师:是的,他们都是你生活中重要的人。当时还想到有什么事情你放不下的吗?

患者:我和我男朋友约定,等我们存够钱去法国旅行,对,巴黎,一直是我向往的地方。

治疗师:是的,这趟旅行如果能成行,那实在是太棒了。你可以想象一下,在巴黎你会做些什么?

患者:我要去参观罗浮宫,去巴黎圣母院,去埃菲尔铁塔,坐船沿着塞纳河游玩。

　　治疗师:太棒了,想必这是个美妙的旅行。还有什么你还想去做的?

　　患者:我一直想学画画。

　　治疗师:哦,你很喜欢美术?

　　患者:是的,我以前学过画画,但后来因为家里经济不好,没有继续学下去。

　　治疗师:那你以前一定画过一些作品?

　　患者:是的,我喜欢画漫画。

　　治疗师:有把它们留下来吗?

　　患者:有的。

　　治疗师:可以把它们找出来?

　　患者:应该可以,我在一本素描本画的。一直还保留着。

　　治疗师:太好了,今天回去就把它找出来,可以吗? 如果你愿意,可以拿过来和我分享。

　　患者:好啊。

　　治疗师:当时你还有什么放不下的吗?

　　患者:我有一直参加一个贫困儿童的资助项目,我给一个援助的女孩每半年写一封信,了解她的情况,鼓励她好好学习,下个月到时间给她写信了。

　　治疗师:你非常善良,而且这件事非常有意义,我相信你能够坚持下去的。

　　患者:是的,这些孩子确实需要帮助。

　　治疗师:还有什么东西是对你很重要的,你不舍得放下他们的?

　　患者:Bobie,我的宠物狗,我和它相处了五年,它是我最忠诚的朋友。

　　治疗师:你的 Bobie 一定很需要你,就像你需要它一样。其实上次你还提到想找到一份月薪 8000 元在市内的工作,还记得吗?

　　患者:但我觉得我做不到。

　　治疗师:你已经非常棒了,很多刚出院的患者甚至没有勇气去找工作,但你在两个月内已经尝试了两次,尽管有些不如意,但现在找一份合适的工作非常不容易,但你很快就找到了,你有想过你为什么会很容易找到工作?

　　患者:可能我有相关的工作经验。

　　治疗师:是的,这就是你的优势。你还能想到你自己的优势吗?

　　患者:我一旦工作起来会很认真投入。

　　治疗师:这是很了不起的品质。你以前的工作还给你什么有用的经验?

　　患者:我能很好地处理好同事之间的关系。

　　治疗师:太好了,其实你已经有很多宝贵的经验。其实你有很多放不下的人、事,你有一些一直想做的事,你有你的梦想,你还有很多宝贵的经验,我们一起来总结一下好吗?

患者：是的，我确实还有很多事要做。

治疗师：确实如此，把它们记录下来，放到一个盒子保存起来，这个盒子就是你的百宝箱，当你感到自己很无助，很无力的时候，可以打开这个百宝箱，寻找你需要的资源。

会谈对患者出现自杀想法或行为进行干预。我们用到正向激励（positive incentives）技术，在共情的同时让患者发现他们已经拥有但被他们忽视的资源：家人、朋友、宠物、梦想、目标、有意义的事、成就、兴趣、爱好、优点、经验，并用正向的语言鼓励，如"很好""很棒""非常了不起"给予肯定；同时引导患者发掘更多资源。当正向的资源存在的越多，百宝箱就越丰富，就越有可能减少患者自杀的风险。在案例中，患者的资源包括：父母、男友、资助的贫困儿童、宠物、康复目标、旅游梦想、学画画的梦想、素描本以及自己的优点（工作经验，能吃苦，能搞好人际关系）。在提及巴黎旅游时，治疗师还引导患者进行积极想象，目的在于激发患者对美好事物的意象，让这些事物更具体，从而起到动机激活的作用。此外，我们还可以让患者用具体事例描述自身的优点，这样的好处是强化他们对这些正性事件的印象，因为患者处于抑郁情绪的时候，消极的认知导致他们会对自己已经拥有的资源视而不见。最后，我们用卡片的形式归类，记录，放到百宝箱里（一个自行制作的盒子），并鼓励患者随时增添百宝箱的内容，让他们获得更强的掌控感。

（三）愤怒

处理愤怒的策略：

> ☑ 识别愤怒的早期迹象，如心跳加快、咬牙切齿、手心出汗、握拳等。
>
> ☑ 在愤怒时保持冷静的策略，如在意识到自己愤怒时，果断地离开现场，或者在意识到自己愤怒时，心里默数十下再说话，也可以跟对方表示自己不想谈这个问题，礼貌地转换一下话题。
>
> ☑ 恰当的表达自己的愤怒情绪，务必要做到坚定而平静的发言、坚定地告诉对方他让你感到烦恼，讨论将来如何避免这个情况（可参考建立社会支持网络，"表达不愉快的情绪"）。
>
> ☑ 思考哪些情境会使你感到愤怒，并在一开始就避免使事情往那个方向发展。

与患者讨论他们是否常常会有愤怒情绪，这些愤怒情绪是否使他们做出一些不可理喻的事情，造成一些不良的后果。然后向患者介绍并选择合适的应对策略。

治疗师：你愤怒的时候都会做些什么呢？

患者：我会骂人、乱说话，我曾经因为这个伤害过很多朋友。

治疗师：那你能意识到自己发怒了吗？

患者：不能，每当我意识到以后，我都已经发完火了。每次发完火我都会觉得很后悔，觉得自己不应该这样，但是我实在没有办法。

治疗师：我知道这很困难，但是我想请你回忆一下，在你发火之前，你是否会感觉到身体一些细微的变化？

患者：让我想一想，我的身体会有一些抖动。

治疗师：抖动，具体是哪呢？

患者：腿部，发火之前，抖得很厉害。

治疗师：那你能意识到你在抖腿吗？

患者：大部分时候是可以的。

治疗师：其实愤怒情绪只能持续很短的时间，那种怒不可遏的状态可能只能持续几秒，如果我们在感觉到自己快要发火的时候采取一些措施，便可以在很大程度上减轻愤怒带来的不良后果。我们来个角色扮演怎样？

患者：好的。

治疗师：通常你会跟谁发生矛盾？

患者：我妈妈。

治疗师：你可以回忆最近一次你是怎么对她发怒的吗？

患者：当时她啰啰嗦嗦得说我胖，说我不注意饮食，说着说着我感到很烦就对她发火了。

治疗师：好，我清楚了，那我们模拟这个场景，你扮演你妈妈，就像当天她惹怒你一样你尝试把我惹怒。我来扮演你，我尝试用一些方法控制我的愤怒，你觉得可以吗？

患者：好的，那么我就开始了。"你怎么这么胖啊，最近又偷吃东西了吧，我跟你说了多少次，不准吃那么多东西，你怎么就不听呢？"

治疗师：（在患者说到一半时治疗师已经开始抖腿）不好意思，我现在身体有点不舒服，我想稍微休息一下（转身离开）。

患者：你哪里不舒服，到底怎么回事？

治疗师：我想一个人安静一下。

患者：你什么都不说，叫我怎么帮你？

治疗师：我先到楼下走几分钟再上来。

患者：天天就会往外走，哪天在外面出了事就麻烦了。

治疗师：我需要安静一下，你可以暂时不说那么多？或者等一下我上来再和你说可以吗？

患者：那你要注意安全。

治疗师：好的。（开门离开诊室，停顿几秒后回来）

患者：刚才你怎么了？

治疗师：我感到有些不开心，想发脾气。

患者：怎么回事？

治疗师：你刚才不停地说我胖，指责我偷吃东西，但我当时真的很饿，控制不住才这样做的。而你反复不停地唠叨让我感到很厌烦，你可以不要这么反反复复的唠叨这么多次吗？

患者：我也是为你好。

治疗师：但有时我真的不希望你这么唠叨。

患者：好吧，那以后我不管你那么多了！

治疗师：感觉怎样？

患者：好像之前我一听到她唠叨就发脾气，好像没试过在觉察自己要发脾气前让自己停一下。

治疗师：你还发现我出去回来时做了什么？

患者：你把你刚才的想法和感受说出来，但语气相对平和，没有吵架。

治疗师：你还发现了什么？

患者：你把希望她怎样做也说出来了。

治疗师：总结得很好。其实，我想知道你愤怒的时候有没觉察自己为什么会愤怒？

患者：因为她啰唆啊。

治疗师：她啰唆会让你有什么感觉？

患者：觉得她把我当成傻子、病人。

治疗师：把你当傻子意味着什么？

患者：我不正常啊。

治疗师：不正常是什么意思？

患者：就是什么事情都做不好，很糟糕啊。

治疗师：也就是真正使你愤怒的是：这样的啰唆让你想到自己什么都做不好，很糟糕。是这样吗？

患者：好像是这样的。

治疗师：但你回忆一下，你妈妈在说你胖，并指责你偷东西吃是想说你不好，你很糟糕吗？

患者：我不确定。

治疗师：那她为什么不希望你这么胖？

患者：胖不好看，也是不健康的表现。

治疗师:那她是希望你更健康?

患者:也许是吧。

治疗师:当你想到她希望你更好,你会这么愤怒吗?

患者:好像愤怒是减轻了些。

治疗师:当你对她说的话前后有不同的理解时,你的愤怒也随之产生变化。

患者:好像确实这样。

治疗师:所以通过调整你的行为,如上面的角色扮演所做的那样;又或者通过改变你对这件事的理解,都可以改变你的情绪。

患者:好像确实是这样。

　　上面的示范使用了角色扮演的技术,从行为改变的角度对患者的愤怒情绪进行了干预。同时也从认知的角度改善患者的愤怒情绪。下面再举例说明如何通过改变患者的认知以改善愤怒的情绪。

治疗师:之前你谈到最近你很容易生气?

患者:是的。

治疗师:你能回忆最近一次生气的事情吗?

患者:就在昨天,我妈妈催促我吃药的时候我对她发火了。

治疗师:你发火的时候有没想到什么?

患者:当时我想:你管我这么多干什么,我自己会吃药的。

治疗师:你希望她不要管这么多?

患者:是的。

治疗师:当她管束你吃药的时候,你希望她怎么做?

患者:我觉得她应该信任我。

治疗师:你觉得她没这样做?

患者:是的。

治疗师:当你感到她不信任你,对于你来说意味着什么?

患者:不被尊重。

治疗师:其实是你觉得她应该信任你,但你感觉她没做到,所以你觉得不被尊重,当你这样想的时候,你生气了,是吗?

患者:是的。

治疗师:你妈妈这么紧张地催促你吃药,可能如你感觉到的,她对你不够信任,你觉得还有没有其他的原因会让她这么做?

患者:她担心我复发。

治疗师:很好,你发现其实她很担心你,你有想过为什么她会这么担心你?

患者:因为我以前复发过几次。

治疗师:所以她挺害怕你复发,是吗?

患者:我想是的。

治疗师:那你有没有发现她担心你的时候会和平时不同?

患者:她会变得更啰唆。

治疗师:那你觉得这种啰唆是不信任的意思吗?

患者:可能不是。

治疗师:那是什么?

患者:可能只是紧张,担心。

治疗师:那你曾经对别人的事也这么紧张担心过吗?

患者:是的,我对在乎的人会这样。

治疗师:当你这样的时候,你是不信任他们吗?

患者:当然不是。

治疗师:仅仅是在乎,是吧?

患者:是的。

治疗师:那你觉得妈妈有可能在紧张担心的情况下,因为她很在乎你,害怕你复发,所以变得啰唆,催促你吃药?

患者:有这个可能。

治疗师:当你觉得她因为担心紧张才催促你吃药,你还觉得她不尊重你吗?

患者:好像不那么明显。

治疗师:我想知道,如果让你用0~10进行评分,0分代表没有愤怒,10分代表极度愤怒,你妈妈刚开始叫你吃药时你给自己的愤怒评多少分?

患者:8分。

治疗师:你发现妈妈催你吃药其实可能是因为她担心紧张,她在乎你,此时给自己的愤怒评多少分?

患者:4分吧。

治疗师:很好,你发现了吗,其实让你生气的不是你妈妈叫你吃药,而是她这样做让你认为她不尊重你,当你发现她不一定是不尊重你的时候,而是关心、紧张你,你的情绪迅速得到改善,你不再愤怒了。

患者:是的,确实可以让我平静下来。

上述对话是从认知的角度干预患者的情绪。要点是避免和患者争论,逐步引导患者发现他们情绪背后的非适应性思维,进而引导患者发现他们的思维是导致他们行为和情绪异常的重要原因,而思维本身不等同于事实,所以思维是可以调整的,帮助患者发现新的适应性思维替代原来导致不良情绪和行为的思维。

在康复期,患者对周围关心他们的人发脾气是很常见的情况,关键是我们要灵活的运用认知行为技术对患者的情绪进行干预,从而让患者更好地管理情绪,从而实现他们的目标。

三、针对睡眠问题的策略

精神疾病患者普遍存在睡眠问题,睡得过多或者过少均是问题。有些睡眠问题是由于情绪问题导致的,那么可以通过前文提供的策略去改善情绪,从而达到改善睡眠问题的作用;另外,还有一些生活习惯方面的小技巧可以帮助患者拥有更好的睡眠质量。主要有以下技巧:

> ☑ 保持良好的作息习惯,定时起床、入睡。
> ☑ 尽量避免在晚上喝茶、咖啡等带有刺激性的饮料。
> ☑ 白天尽量多的进行活动,可以保证晚上有良好的睡眠。
> ☑ 睡觉的时候尽量保证所处环境足够黑暗,并且保持足够的安静,需要的情况下可以戴耳塞。
> ☑ 可以先洗个热水澡,再上床睡觉。
> ☑ 在白天尽量不睡觉。
> ☑ 避免睡前与人发生争执。
> ☑ 避免睡前观看令人不安的节目。
> ☑ 可以做一些放松训练。
> ☑ 如果30分钟还没有睡着,应该起床做一些放松活动,听音乐、做放松训练等至少15分钟,然后再回床上睡觉。
> ☑ 尽量不要在床上看书、玩手机,让床的功能单一化。

治疗师:近来过得如何?

患者:其余都挺好的,就是感觉自己的睡眠不是很好。经常上床以后躺了很久也睡不着。

治疗师:最长试过多久没睡着?

患者:好像最长的一次我感觉我在床上辗转反侧了三个小时还是没睡着。然后拿出手机来玩,越玩越睡不着。后来感觉迷糊了一会又睡不着,继续辗转反侧,然后天亮了。

治疗师:遇到这种情况是不是特别难受。还记得那天发生了什么特殊的事情吗?

患者:特别难受,那天晚上我和朋友在咖啡馆喝咖啡,喝完去看了一场电影。

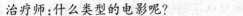

　　治疗师：什么类型的电影呢？

　　患者：恐怖片，讲实话我有点兴奋，回家也会去想那个电影里的情节。

　　治疗师：是否有可能喝咖啡和刺激的电影让你睡眠变得更加不好了？

　　患者：我觉得可能是这样。

　　治疗师：那么，以后记得最好不要在晚上喝咖啡，并且尽量少参加很刺激的活动。

　　患者：如果还是睡不着觉，我要怎么办呢？

　　治疗师：如果你发现自己躺了半个小时也没有睡着，那么不要再躺着，起床来做一些放松活动，至少15分钟，然后再回床上尝试继续睡觉。

　　上面的案例通过疾病教育，让患者掌握一些关于睡眠的卫生知识，鼓励患者形成良好的睡眠习惯，这是预防失眠很重要的方法。

　　在患者康复过程中有时会出现另一种情况：家属或患者对偶尔的失眠极度紧张恐惧，担心会复发。这种情况，我们同样要对患者及家属进行疾病健康教育，告诉他们偶尔失眠不等同于复发，关键是要及时发现是否存在一些常见的诱因，如其他科药物的使用，压力及应激事件没有及时解决，躯体疾病的变化，或者其他中枢神经刺激物的使用，如咖啡、酒精或其他精神活性物质。当诱因去除，睡眠也会得到改善。当然，如果确实有复发的其他症状，要及时复诊调整治疗方案。

四、针对阴性症状的策略

（一）兴趣缺乏

　　兴趣缺乏主要包括对以前感兴趣的事情不再感兴趣，以及变得很懒散，什么事情也不愿意做，个人卫生也变得很糟糕。以下是一些常见的应对方式：

> ☑ 请家庭成员或者朋友一起活动，比如一起去散步，在散步的同时可以与人进行交流。
> ☑ 对自己要有信心，相信情况会逐渐发生变化。
> ☑ 选择那些你以前喜欢做的事情，逐步进行活动，假如你喜欢去公园跑步，但目前这么做是困难的，那么可以尝试从在公园走路开始。
> ☑ 定期安排娱乐活动，规律地参加娱乐活动会改善自己的心情。

　　针对兴趣缺乏的策略是建立在行为改变的基础上，所以选择合适的活动是比较重要的。而患者可能会说，自己对什么事情都没有兴趣。在这种情况下，可以询问患者或家人关于过去对什么事情感兴趣；尝试跟患者讨论相关的事情,或者以请教的态度向患者询问具体活动的相关事项,一方面可以使患者重新去体会该活动的感觉,从而唤起其对该活动的兴趣。另一方面通过请教他们,他们可能会产生一些价值感,觉得自己是有价值的。如果患者以及其家属都表示他本来就没什么爱好,那么可以鼓励患者培养一些爱好。下面的表格中列出了部分常见的兴趣爱好,可以问问他是否愿意从中选择一些进行活动。

- ☑ 听音乐
- ☑ 散步
- ☑ 看体育比赛
- ☑ 去学瑜伽
- ☑ 打麻将
- ☑ 打扑克
- ☑ 唱卡拉 OK
- ☑ 写作
- ☑ 跳广场舞
- ☑ 画画

治疗师:你看起来愁眉苦脸的,不是很开心。

患者:(沉默)

治疗师:发生了什么事情呢? 能不能跟我说说?

患者:我不知道自己怎么了,但是感觉什么事情也不想做。

治疗师:(之前向患者的妈妈了解过,患者是篮球迷,特别喜欢看篮球比赛)我听你妈妈说你特别喜欢看篮球比赛,是这样的吗?

患者:是的,我喜欢看篮球比赛,特别喜欢看 NBA(美国职业篮球联盟)。

治疗师:能给我讲讲关于 NBA 的事情吗? 如果我没有看过 NBA,我该从哪里开始呢?

患者:那我建议你先看看金州勇士队的比赛。勇士队的比赛特别好看,各种厉害的配合,特别是库里的三分球,就是那个 30 号,真是特别厉害。

治疗师:好的,听你这么一说,我觉得我已经成为勇士队的球迷了。

患者:(露出了笑容)你一定不会失望的。

治疗师:我猜也是这样,你自己打篮球吗?

患者:一直都打篮球的,我可厉害了。

治疗师:最近一次打篮球是什么时候啊?

患者:那还是在我生病以前。大概半年之前吧。

治疗师:如果让你现在去打篮球,你想去吗?

患者:不太想去,好久没打过了。

治疗师:原来是这样,那么如果你不跟别人打,你自己练习一会行吗?

患者:还是不太想去,感觉浑身没劲。

治疗师:你通常一整天都感到没劲?

患者:大部分时间吧。

治疗师:那你什么时候会感觉好些?

患者:每天傍晚的时候。

治疗师:那你觉得有可能在傍晚的时候去打一下篮球吗?

患者:我不知道。

治疗师:据我所知,很多病友通过运动可以减轻疲乏无力的症状。

患者:真的吗?

治疗师:你不妨在你每天状态好的那几个小时先试一下。

患者:我觉得一个人去打球挺无聊的。

治疗师:那可以找到其他人陪你?

患者:我爸。

治疗师:他每天傍晚都能抽时间陪你吗?

患者:6点以后可以的。

治疗师:那你家附近有篮球场?

患者:小区有的。

治疗师:那可以保证找到位置?

患者:6点左右人不多。

治疗师:那很好,你觉得每次安排多长的时间比较合适?

患者:15~20分钟吧,太长吃不消。

治疗师:家里有篮球不?

患者:有的。

治疗师:好的,那每天下午6点和父亲一起在小区的篮球场打15~20分钟的篮球。你觉得你今天就尝试一下的可能性有多大?

患者:70%吧。

治疗师:还有30%阻碍你实施的是什么?

患者:我太久没运动,我不知能不能坚持15~20分钟。

治疗师:那如果15~20分钟太长,今天先改成至少10分钟怎样?

患者:这应该可以。

治疗师:那你觉得可以今天做到的可能性有多大?

患者:85%吧。

治疗师:很好,如果你今天能做到,我相信你明天一定也可以做到。

患者:我尽力吧。

治疗师:接下来一周,坚持每天下午 6 点和父亲一起在小区的篮球场打篮球至少 10 分钟,如果状态允许延长到 15~20 分钟,我希望一周后你告诉我你的情绪及状态的改变。

患者:好吧。

上面的例子通过发现患者的既往兴趣爱好,发掘他们的资源,调动他们参与的热情。其中治疗师反复核实患者能否执行任务,如从体力、时间、陪伴者的时间、场地、器械、实施的可能性等进行评估,尽量做到具体可行,如患者觉得实施的可能性低于 50%,要尽量发现阻碍患者实施任务的因素,帮助患者一同解决,有时可以调整任务的难度,如患者对自己体力不够自信,因此,通过暂时降低运动强度提高参与的可能性。当然,我们也要及时评估患者被动懒散是不是继发或者共病抑郁情绪。如果是的话,调整药物治疗方案会使患者获益。

对被动懒散、生活卫生习惯差的患者,我们可以结合他们的康复目标进行干预。

治疗师:你家人发现你最近不是太愿意出门,也不是太注意个人卫生,你可以谈谈这方面的情况吗?

患者:没什么好谈的。

治疗师:你还记得我们之前制订过一个康复计划,你希望能尽快找一份工作。

患者:好像有。

治疗师:很好,假设你拿到面试计划,你将要怎么准备?

患者:我不知道。

治疗师:不要紧,我们一起来想想。你打算打扮一下还是就像在家一样的状况去面试?

患者:我不知道。

治疗师:那如果你是老板,你对面试的人有什么要求吗?

患者:不知道。

治疗师:那如果一个面试者穿着随便,另一个穿着整齐,你觉得哪一个成功的机会大些?

患者:不知道。

治疗师:那你可以选择一个吗?

患者:穿着整齐的吧。

治疗师:很好。现在我有一张照片,如果让你帮助她准备面试的着装打扮,你会怎么做?(向患者出示一张蓬头垢面,衣服邋遢的年轻女性照片)。

患者:先把脸洗干净吧。

治疗师:很好,还有吗?

患者:把头发梳理一下。

治疗师:太好了。还有什么需要改进的?

患者:换件干净一点的衣服。

治疗师:很棒。那你觉得这样可以吗(出示同一个女性另一张照片,照片中人物打扮整齐)?

患者:差不多吧。

治疗师:你看看这张照片(出示患者以前大学毕业时的正装照片)。还认得她吗?

患者:那是4年前我毕业的时候照的。

治疗师:看看,比刚才那张照片的女孩子精神多了。

患者:笑……

治疗师:其实你打扮一下比刚才给你看的穿着整齐的女孩精神多了。

患者:是吗?

治疗师:你不相信?我可以先帮你照一张照片。这次我交代一个作业,至少打扮得和你毕业时的照片一样,甚至更好,下次我再给你照一张打扮后的照片,你看可以吗?

患者:我可以试试。

治疗师:你去尝试的可能性有多大?

患者:50%吧。

治疗师:很棒,但有没有可能从50%提高到80%?甚至更高?

患者:我不知道。

治疗师:那叫你妈妈和你一起完成,让她见证你的改变,你觉得这个主意怎样?

患者:可以。

治疗师:那现在你觉得可以完成我交代的任务的可能性有多大?

患者:70%吧。

治疗师:很好,我相信你尽力一定能做到的。

　　上面呈现一个比较退缩的患者,我们如何通过动机激活,调动她改变的意愿。其中,我们让她想象面试的情景,让她参与决策,并充分利用既往的资源(大学毕业照)让患者尝试改变;通过行为技术,确认她按要求完成家庭作业的可能性,并利用社会关系(妈妈)这一资源协助她完成任务,提高完成的可能性。在临床中,碰到这样的患者是非常有挑战性的,因此,也需要治疗师有足够的耐心与信心让患者坚持他们的康复目标,同时创造性地运用动机激活、认知行为策略、疾病教育等方法让患者获益。

(二) 社交回避

患者从病态恢复到正常状态,需要一个适应过程,有些患者会感到很不适应,与人正常的交往也产生了很大的问题。常见的解决方法:

> ☑ 参加互助小组,大家可以互相支持、交流心得并练习所学的沟通技巧。
>
> ☑ 如果社交活动会给你带来很大的压力,那么在社交活动前后,使用之前学习的放松技巧进行放松。
>
> ☑ 去超市购物,去市场买菜,多与人进行接触。
>
> ☑ 如果与人面对面接触有较大压力,可以先选择网上聊天。
>
> ☑ 如果与陌生人接触比较困难,那么可以选择与自己熟悉的人交往,把符合条件的人列出来。评估哪些人是比较容易接触的对象,并从最容易相处的人开始进行交往。
>
> ☑ 参加一些有意思的活动,比如博物馆和演唱会。

患者:最近我的病好多了,我没有在没有人的时候听到有人跟我说话了,但是我还发现了一个问题,我很孤独。

治疗师:孤独具体指什么呢?

患者:住院时间长了,好像已经忘了怎么与人进行交流了。

治疗师:这种感觉我可以理解,新的环境会让你感觉很不适应,这对于患者和普通人都是一样的。

患者:你这样说,让我感觉好一些。我觉得我主要的问题是不知道如何去参加活动。你能给我一些建议吗?

治疗师:嗯,是这样的。选择较为容易的相处对象对你重新开始社交活动会是一个很好的开始。那么,你觉得谁是最容易相处的呢?

患者:我想可能是我的家里人,比如我的表哥,我们从小一起长大。我病情比较严重的时候他来看过我,当时我状态很不好,基本不想跟他说话。

治疗师:嗯,看来你和表哥关系确实不错。

患者:但是我还是感觉有点不自信,好久没跟人打交道了,不知道跟人说什么。

治疗师:如果你是你表哥,你希望表弟跟你聊些什么或者一起做些什么呢?

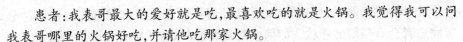

患者:我表哥最大的爱好就是吃,最喜欢吃的就是火锅。我觉得我可以问我表哥哪里的火锅好吃,并请他吃那家火锅。

治疗师:这是个好主意,但是吃火锅的时候要聊些什么呢?

患者:叫表哥跟我说说他在日本留学的事情吧。我对日本还是挺好奇的。

治疗师:嗯,这是不错的主意。那么你打算何时与你表哥见面呢?

患者:今天星期三,我想就约在这个周末吧。

上面的例子示范了如何对患者的孤单感进行共情,并讨论如何克服害怕与人交往的恐惧,具体先从身边的人开始增加交往。值得注意的是,患者很多时候因为自卑或害怕别人知道自己有精神障碍,刻意去回避社交,或是在交往过程中极度敏感。此时,我们可以用认知行为策略来处理这些顾虑。

治疗师:好像你挺害怕回单位。

患者:是的。我前几天回去了,但是那种感觉特别不好,我很害怕见到同事。

治疗师:你害怕什么呢?

患者:我怕他们知道我有病。

治疗师:他们怎么会知道?

患者:我休了两个月病假,我怕他们会知道。

治疗师:就算他们知道了,你觉得会怎样?

患者:他们会笑话我。

治疗师:你是感觉别人笑你,还是真的有人笑你?

患者:我不知道,可能是感觉。

治疗师:那所有人都笑你?

患者:那不是。

治疗师:那有多少?

患者:我也不确定。

治疗师:好,我布置一个作业,看看你找到哪些证据证明别人笑你?

患者:好的。

上述案例,我们明确了患者的担心,即别人知道他有精神疾病后会笑话他,所以不愿意上班。我们通过动机激活,让患者愿意尝试回单位"找证据",从而有机会通过行为试验重新验证他之前认为的"别人笑话他"的感觉的真实性。

五、针对阳性症状的策略

患者常常会被精神病性症状所困扰着,而幻觉和妄想是最常见的精神病性症状。有些人能通过抗精神病药物使得症状完全消失,但是 2/3 的精神分裂症患者会有残留的症状。如何应对残留症状,对于患者来说是个很重要的问题,如果处理不当,将极大地影响患者的生活。

同时,治疗师应关注这部分有残留症状的患者的病情变化,如奇特的想法增多,一定要引起足够的警惕,因为这很有可能是复发的信号(详见预防复发一章),要及时通知家属带他去复诊。另外,对于有妄想症状的患者,最好不要花费过多的时间去争论谁对谁错的问题,因为妄想是基本不可能通过劝说而改变的。同样,幻觉症状也不会通过劝说而消失。

(一) 妄想的应对

尽管没有相关证据,有些人会有一些常人不可理解的想法。比如觉得自己是国家领导人,觉得自己是外星特工,或认为邻居会在自己的饭菜里下毒等等。这些想法经解释也无法消除,这就可能存在妄想症状。

治疗师可以询问患者最近的想法是否发生了变化,会不会因为一些事情感到烦恼,表达自己很愿意听他说自己的烦恼,并采取"我相信你有这种感觉"的态度,在倾听的基础上,把关注点从"对方的感觉是否是真的"改为"如何才能使患者过得舒服点"。达成一致以后,可以让患者谈谈自己处于这种情况下的时候采取了什么样的方式让自己过得好受点。之后,治疗师可以给他提一些建议,常见的策略如下:

> ☑ 可以做一些需要集中注意力的活动,比如画画、写字或者下棋。
> ☑ 做一些体育运动,尤其是与他人一起进行的体育运动,运动可以舒缓情绪,并且可以帮助集中注意力。
> ☑ 与自己信任的人讨论这些想法。
> ☑ 检查证据可能对轻中等程度的妄想有效。

患者:最近我过得不太好,我还是跟以前一样感到世界有点危险,作为地球人的守护者,最近我明显能感到周围的外星人间谍还有很多。我感觉到星际战争就要开始了。我为此还是感觉很担心。(患者之前的会谈中说过同样的话)

治疗师:这种担忧的心情是不是给你带来了很大的困扰,有没有感到有点恐惧呢?

患者:有啊。

治疗师:遇到这种情况,你通常都是如何处理的呢?

患者:我没什么办法,外星人的能量越来越强大了,我感觉压力很大,地球的未来很不乐观。

治疗师:看来确实责任重大啊。承担这么重大的任务,一定要养好身体,并保持冷静的头脑。

患者:说的对,确实是这样。

治疗师:为了保持很好的身体状态和冷静的头脑,你觉得你可以做些什么呢?

患者:我觉得可以参加一些体育运动,参加体育活动能让自己身体更加健康。

治疗师:你觉得什么活动是比较合适的呢?

患者:我以前挺喜欢打羽毛球的,我觉得羽毛球不错,你觉得怎么样?

治疗师:我觉得羽毛球是不错的运动,能很好地锻炼自己的身体。你打算一周打几次呢?

患者:既然锻炼这么重要,我一周打五次,每次打一个小时吧。

治疗师:你跟我说你已经很长时间没有打了,我建议你先一周打两次,一次一小时,然后逐渐再达到你所定的计划量。而且,如果可以双打,那就更好了。

患者:我觉得确实可以试一试。

治疗师:那么,你准备找谁和你一起打羽毛球呢?

患者:我觉得我可以找我表哥带我去小区里的场地,和小区邻居打。

治疗师:不错的计划。准备星期几去呢?

患者:每周一和周三下午吧。

治疗师:这是个不错的计划,希望你下次会谈的时候可以过来跟我聊聊计划的执行情况。

患者:好的。

(二) 幻觉的应对

患者有时候会听到一些别人听不到的声音或者看到实际上不存在的东西,或者能闻到其他人闻不到的气味以及一些其他人感受不到的感觉。治疗师在与有此类症状的患者进行康复治疗时,一定要记住,虽然这些事情客观上是不存在的,但是患者的感觉是真实的。与这些患者进行工作一定要尊重和理解他们的感觉,站在他们的角度与之交流。与"妄想"的患者接触一样,一定要注意其幻觉症状的变化。

针对幻觉常见的策略主要有如下几种:

> ✔ 做一些能让自己专注起来的活动,如散步、读书、拼图等等。这样可以有助于转移注意力,减少幻觉的影响。

☑ 与信任的人谈这些感觉,如家人,亲密的朋友,寻求他们的意见。

☑ 给自己一些积极的暗示,如在出现奇怪感觉时告诉自己不用去管它,会没事的。

☑ 把这些奇怪的感觉当成背景,当成噪声,就如你在嘈杂的大街上依然可以跟人说话一样。

☑ 有的人表示在压力状态下,症状会加重,那么放松训练可能可以缓解症状。

☑ 在心中不出声的默念可以减少幻听产生脑区的活动。

☑ 积极想象一些令人愉悦或平静的景色。

治疗师:之前你说你能听到有人在说你坏话,是吗?

患者:是的,我经常能听到别人说我蠢。

治疗师:那些人说你坏话的时候,都在你旁边吗?

患者:不是的,很多时候旁边没有人我也能听到那些声音。

治疗师:这样会让你感到很烦恼吗?

患者:是的,感觉特别烦。

治疗师:当你听到别人说你蠢的时候,你是如何应对的呢?

患者:我一开始会跟那个声音对骂,这种行为在别人看来就是我对着空气大骂。后来吃药了,我渐渐能意识到这是一种病态,然后告诉自己只是生病了。

治疗师:那么还是要恭喜你,你能很好地意识到那种状态是种病态,说明你的病情是有好转的。

患者:嗯,我明显能感到药物对我有作用,那些骂我的声音也少了许多,但是还是能听到这些声音,我有时候会感到很烦躁。

治疗师:那么,这种声音的出现有特定的时间段吗?

患者:我觉得当我有压力,感觉到紧张的时候,这种声音会出现的更频繁一些。

治疗师:原来是这样,针对你的情况,我想介绍一种应对策略给你,你看看是否适合你的情况,好吗?

患者:好啊,那太好了。

治疗师:还记得我们之前学习的放松训练吗?

患者:记得。

治疗师:经常去练习并学会放松训练的技巧,以后每当听到那种声音,就开始做放松训练,缓解自己的压力,这可能对缓解那些声音有效。

第三节　会谈:解决困难的模式

本次会谈的目的是让患者学习一种解决问题的思路。首要的任务是确认具体的问题,并根据问题困难的严重程度、需要解决的迫切性进行排序。对于复杂的问题要分步解决,要点是把复杂的问题、困难分解成若干个具体可行的小目标。其次,列举出可能实现这些目标的方法,分析利弊,以及成功的可能性,最后做出选择并付诸行动。

治疗师:最近一段时间有碰到什么困难吗?

患者:我尝试去找工作,面试后一直没有得到回复。

治疗师:那确实让人挺心烦的。我们可以谈谈你当时的感受吗?

患者:我觉得很紧张,当时我觉得自己表现得不好,说话时支支吾吾的。

治疗师:你之前有过类似的经历吗?

患者:我没病之前也去面试过,当时没有这么紧张,但发病以后我觉得不是太愿意见生人。

治疗师:除了面试的时候感到紧张,和其他人在一起的时候会感到紧张吗? 例如和你要好的朋友在一起也会这样吗?

患者:我没什么朋友。

治疗师:一个也没有?

患者:有两个比较要好的,但他们不知道我病了,我也不知道该怎么告诉他们,我怕他们知道后会有什么看法。

治疗师:其实你不必为了不告诉他们你病了而感到不安,每个人都有自己的隐私,你可以用你感到舒服的方式去做。但你觉得是否可以和他们多点联系?

患者:我觉得不好意思。

治疗师:为什么?

患者:我觉得他们很忙,怕打扰他们。

治疗师:你挺为对方着想的。那你以前是怎么和他们交往的?

患者:我们以前见面的时间会多些。

治疗师:除了担心他们忙,你还有什么其他的顾虑?

患者:我觉得他们都有工作,自己现在待在家中无所事事,我觉得自己挺没用的。

治疗师:其实疾病的康复是很漫长的过程,你现在能一直坚持下来,已经做得非常棒了,我相信在之后的康复中你一定会做得更好。你好像提过没病之前你在一个大公司上班?

患者:是的。

治疗师:可以谈谈你之前的工作?

患者:之前我做经理助理,工作很忙,但很充实。

治疗师:听起来很棒。你很希望回到这样的状态?

患者:当然。

治疗师:那有什么影响你去这样做?

患者:我觉得吃药以后经常打瞌睡,大脑变笨了。

治疗师:还有什么问题吗?

患者:我觉得吃药的感觉很糟糕,这时刻提醒我是一个患者,我觉得应该等我好了再去工作。

治疗师:你指的好了是什么意思?

患者:不用再吃药。

治疗师:似乎服药给你带来了不少困扰,除了上面两点,还给你带来什么麻烦吗?

患者:我服药后胖了30斤,我以前很喜欢穿裙子,现在我都不敢穿了。

治疗师:我明白了,药物确实给你带来不少的困扰。那假设你觉得自己现在好了,你会做些什么?

患者:我最希望马上找到工作。

治疗师:什么样的工作?

患者:跟原来一样的工作。

治疗师:对工作时间、地点、收入有什么要求吗?

患者:只要不上晚班,在我居住的城市就好,我希望月收入8000~10 000(元)。

治疗师:很好,那么结合刚才我们的会谈,你觉得目前最大的困难是什么?

患者:我害怕面试。

治疗师:你是指与陌生人接触?

患者:是的。

治疗师:还有其他吗?

患者:我觉得病没好,药物会影响我。药物让我打瞌睡,变笨,变胖。

治疗师:那你希望去解决这些问题吗?

患者:当然。

治疗师:那你可以给这些问题排一下序吗,哪个先解决,哪个后解决?哪个最重要?

患者:我觉得先要解决药物的问题,不要让自己那么笨,那么容易打瞌睡。

治疗师:好的。那人际交往方面的问题呢?

患者:那也挺重要的。

治疗师:那你觉得需要花一些精力去解决吗?

患者:是的。

治疗师:那你希望实现的目标是在本市找一份工作时间相对固定,不用上夜班,月收入在 8000~10 000 元的工作?

患者:是的。

上面的对话探讨了患者在康复中遇到的困难及康复的目标。要把握的要点是:患者的困难和目标是不同的内容,但困难的解决总是围绕目标进行的。有时我们需要对它们进行澄清。如上述的会谈,我们发现患者有药物不良反应的困扰,人际交往的问题,而要实现的目标是在本市找一份工作时间相对固定,不用上夜班,月收入在 8000~10 000 元的工作。通过交谈,患者的困难和目标得以澄清。另一个要点是:我们需要尊重患者的选择,回应它们最关切的需求。例如,上述患者提出了几个困难,在治疗师看来,解决人际交往问题是实现找到工作这一目标,这是至关重要的一环,但在患者看来,解决药物的不良反应更为迫切,所以在康复中要适当调整顺序,先解决药物不良反应,同时和患者确认人际关系是否也是她需要解决的困难。解决人际交往这一困难,具体又可以细分出如何应对面试及与陌生人交往两个目标。

治疗师:你提到吃药以后感到很疲乏,你和医师沟通过这个问题吗?

患者:我说过,但医生说药物暂时不能调整,那你说怎么办?

治疗师:嗯,总是感到疲乏确实挺影响生活的,那我想知道,你疲乏的时候有没尝试过一些方法去解决它?

患者:睡觉啊,我还能做什么。

治疗师:那睡醒后你会感觉疲乏得到改善了吗?

患者:我仍然感觉很困,我发现现在每天大部分时间都在睡觉。

治疗师:你以前也睡这么久?

患者:当然不是,我要上班的时候,每天 7 点就起床了。

治疗师:那你怎么做到的?

患者:我会调闹钟,而且我睡觉时间比较固定,基本每天 11 点左右就睡觉了。

治疗师:非常好的习惯,你现在也是每天 11 点睡吗?

患者:不一定。

治疗师:那你可以谈谈过去一周你的睡眠规律?

患者:很难说,有时吃完晚饭就一直睡到天亮。有时我会上网玩游戏,到凌晨两三点才睡。

治疗师:两三点才睡的次数多吗?

患者:超过一半。

治疗师:如果你的目标实现了,找到一份合适的工作,你觉得这样下去能吃得消吗?

患者:可能会有影响。

治疗师:有什么影响?

患者:我不能每天准时起床。

治疗师:你刚才说到你有工作的时候每天11点睡觉,早上7点调闹钟起床。假设你过一个月可以找到工作,你愿意回到之前上班时的作息吗?

患者:也许我可以尝试一下。

治疗师:从哪里开始?

患者:我可以先尝试准时睡觉。

治疗师:有什么计划去实施吗?

患者:我可以调个闹钟,提醒自己睡觉的时间。

治疗师:很棒,你还可以用其他什么方法是你觉得可能有效的?例如有没有人可以提醒你?

患者:可以叫我妈妈提醒我。

治疗师:她通常几点睡觉?

患者:11点半左右。

治疗师:很好。那你希望早上几点起床?7点可以吗?

患者:我不确定,但8点我比较有把握。

治疗师:太好了,就定在8点。你打算怎么保证自己醒来?

患者:调闹钟。

治疗师:闹得醒吗?

患者:有时行,有时不行。

治疗师:那怎么做可以让你按时起床的机会大些呢?

患者:我可以7点45分起每15分钟设一次闹钟。

治疗师:很好的主意,你以前试过这样做吗?

患者:是的,我上班的时候就是这样做的。

治疗师:如果这样,你8点起来的可能性有多大?

患者:80%。

治疗师:万一真的起不来你还有什么办法让你起床的可能性大于80%?

患者:我妈妈起得比较早,她可以叫我。

治疗师:你确定愿意让她叫你起床?好像她之前这样做你会感到恼火?

患者:当时我觉得她很烦,但现在想想她也是为我好。

治疗师:你这个发现很棒,我们不妨邀请你妈妈帮助你,并且约定只有你的闹钟没有把你闹醒才让她把你叫醒,你看可以吗?

患者:好的。

上面一段对话是就患者提到的疲劳、嗜睡的症状探讨得出的解决方案。我们在交谈中可以发现,患者疲劳的问题很有可能是由于作息不规律所导致的。一开始交谈使用了动机技术,让患者找到既往成功解决问题的经验与资源,进而引导患者到实现康复目标:找工作。接着让患者想象在短期内如果找到了工作,他会怎么改变自己生活的节律。讨论具体如何解决困难时,引导患者制订计划,发掘资源,评估实施的可能性,鼓励患者行动并反馈,最后还要通过反馈进行调整,进一步完善实施计划(表 10-1)。

表 10-1　目标完成与困难解决表

目标:早睡早起(在治疗师的引导下,具体化了目标,每天 23 点睡觉,次日 7 点起床)

列举三种可能的解决方式,并针对每一个方案分析其利弊,评估其成功的可能性(可以请治疗师协助)

方案	利	弊	成功率
定一个闹钟	到点一定会响,非常可靠	听到闹钟响后有可能依然不起床	70%
请妈妈督促	我可以准时地躺下或起床	妈妈有时候会很忙,不能保证每次都能提醒我	80%
睡前不玩手机	睡前不玩手机我就能按时躺下了	有可能躺下也睡不着	70%

(这些都是不错的方法,最终决定三点可以同时做)定闹钟,然后也请妈妈督促,并决定上床就不玩手机了

在制订了目标,选择了方案以后,考虑完成目标过程中可能遇到的困难。这些困难要如何去解决,记住把家庭成员以及社会资源纳入到方案中去,也切记要把问题分解,分步制订解决方案,最终做到在每一步都知道去找谁解决问题,怎样解决问题

解决的步骤	可以找谁帮忙	何时	资源	可能遇到的困难	可能排除障碍的方案
找妈妈喊我起床或提醒我睡觉的时间	妈妈	闹钟无法把我闹醒的时候	父母和朋友	妈妈有时候会很忙,可能不能每次都提醒我	可以找爸爸提醒我,或者朋友定时给我打电话提醒我
预计完成日期					

续表

问题解决以后如何奖励自己？	看一场演唱会
如果问题没有解决，要怎么办？	问题如果没有解决，要去总结自己的计划中有哪些问题是无法解决的，并寻求更好的解决方案

治疗师：好的，那我们一起来回忆一下吧。

患者：好的。

治疗师：你在遇到困难的时候，你会想到什么呢？

患者：(看着表格)我要如何去解决这个问题呢，然后想出可能的解决办法。

治疗师：嗯，正如你所说，为了找出比较合适的解决问题的办法，应该先多想出几种解决方案，权衡利弊，选择比较适合自己的部分，加以利用，形成自己的解决方案。

患者：而且我记得要把问题分解成小的问题，然后分步解决，自己解决不了的时候可以找家人朋友一起想办法。

要 点 重 述

★ 制订常见问题的应对策略。

★ 掌握问题逐步解决法，积极解决困难。

★ 常见症状的应对：

注意力问题；

情绪问题；

睡眠问题；

阴性症状；

阳性症状。

参考文献

1. Amador X, JOHANSON A K. 他不知道他病了：协助精神障碍者接受治疗. 魏嘉莹, 译. 成都：四川大学出版社, 2008.

2. ANZAI N, YONEDA S, KUMAGAI N, et al. Training person with schizophrenia in illness self-management：a randomized controlled trial in Japan. Psychiatric Services, 2002, 53（5）：545-547.

3. BECK J S. 认知疗法进阶与挑战. 陶璇, 唐谭, 李毅飞, 等译. 北京：中国轻工业出版社, 2014.

4. BECK J S. 认知疗法基础与应用. 张怡, 孙凌, 王辰怡, 等译. 2 版. 北京：中国轻工业出版社, 2015.

5. BELLACK A S, MUESER K T, GINGERICH S, et al. Social skills training for schizophrenia：A step-by-step guide. 2nd ed. New York：Guilford Press, 2004.

6. BRADIZZA C M, STASIEWICZ P R, PAAS N D. Relapse to alcohol and drug use among individuals diagnosed with co-occurring mental health and substance use disorders：a review. Clin Psychol Rev, 2006,（2）：162-178.

7. DOSON K S. 认知行为治疗手册. 李占江, 译. 3 版. 北京：人民卫生出版社, 2015.

8. GINGEVICH S, MUESER K T. IMR：Illness management and recovery implementation guide：personalized skills and strategies for those with mental health disorders. Hazelden Information & Educational Services, 2016.

9. GRANHOLM E, HOLDEN J, LINK P C, et al. Randomized clinical trial of cognitive behavioral social skills training for schizophrenia：improvement in functioning and experiential negative symptoms. J Consult Clin Psychol, 2014, 82（6）：1173-1185.

10. GREEN A I, NOORDSY D L, BRUNETTE M F, et al. Substance abuse and schizophrenia：pharmacotherapeutic intervention. J Subst Abuse Treat, 2008, 34（1）：61-71.

11. GUO X F, ZHAO J P, LIU Z N, et al. Antipsychotic combination with psychosocial intervention on outcome of schizophrenia（ACPIOS）：rational and design of the clinical trial. Clinical Schizophrenia & Related Psychoses, 2007, 1（2）：185-192.

12. HEINSSEN R K, LIBERMAN R P, KOPELOWICZ A. Psychosocial skills training for schizophrenia：Lessions from the laboratory. Schizophr Bull, 2000, 26（1）：21-46.

13. KINGDON D, TURKINGTON D. Preliminary report：the use o cognitive behavior therapy and

a normalizing rationale in schizophrenia. J Nerv Ment Dis 179:2017-211,1991.

14. KOPELOWICZ A,LIBERMAN R P,WALLACE C J. Psychiatric rehabilitation for schizophrenia. International Journal of Psychology and Psychological Therapy,2003,3(2):283-298.

15. LEDLEY D R,MARX B P,HEIMBERG E G. 认知行为疗法:新手治疗师实操必读. 李毅飞,孙凌,赵丽娜,译. 北京:中国轻工业出版社,2012.

16. LEUCHT S,CORVES C,ARBTER D,et al. Second-generation versus first-generation antipsychotic drugs for schizophrenia:a meta-analysis. Lancet,2009,373(9657):31-41.

17. LIBERMAN J A,STROUP T S,MCEVOY J P et al. Effectiveness of antipsychotic drugs in patients with chronic schizophrenia. N Engl J Med,2005,353(12):1209-1223.

18. LIBERMAN R P. Handbook of Psychiatric Rehabilitation. New York:Macmillan,1992.

19. LIBERMAN R P. Social and independent living skills:medication management module,symptom management(Trainer's Manual). Rehabilitation Research & Training Center in Mental Illness. Los Angeles:Los Angeles Press,1986.

20. MCCABE R,PRIEBE S. Explanatory models of illness in schizophrenia comparison of four ethnic group. Br J Psychiatry,2004,185:25-30.

21. Miller W R,ROLLNICK S.动机式访谈法:帮助人们改变.郭道寰,王韶宇,江嘉伟,译.上海:华东理工大学出版社,2013.

22. MOHAMED S,ROSENHECK R,HE H,et al. Insight and attitudes towards medication among inpatients with chronic schizophrenia in the US and China. Soc psychiatry Epidemiol,2014,49(7):1063-1070.

23. MUESER K T,CORRIGAN P W,HILTON D W,et al. Illness management and recovery:a review of the research. Psychiatric Services,200,53(10):1272-1284.

24. NATIONAL INSTITUTE FOR CLINICAL EXCELLENCE. Guidelines for Psychological Treatment in Schizophrenia. Gaskell Press:London,2003.

25. POTVIN S,BLANCHET P,STIP E. Substance abuse is associated with increased extrapyramidal symptoms in schizophrenia:a meta-analysis. Schizophr Res,2009,113(2-3):181-188.

26. RATHOD S,KINGDON D,SMITH P,et al. Insight into schizophrenia:the effects of cognitive behavioral therapy on the components of insight and association with sociodemographics-data on a previously published randomized controlled trial. Schizophr Res,2005,74:211-219.

27. ROLLNICK S,MILLER W R,BUTLER C C. 医务工作者动机访谈. 洪霞,魏镜,译. 北京:中国轻工业出版社,2015.

28. ROMME M,ESCHER S. Accepting voices:a new approach to voice-hearing outside the illness model. London:Mind,1993.

29. ROMME M,ESCHER S. Making sense of voices:a guide for professionals who work with voice hearers. London:Mind,2000.

30. SAKS E R. 我穿越疯狂的旅途:一个精神分裂症患者的故事. 李慧君,王建平,译. 北京:中国轻工业出版社,2013.

31. SEAWARD B L. 压力管理策略. 许燕,译. 北京:中国轻工业出版社,2008.

32. STAHL S M. 精神药理学精要:处方指南. 于欣,司天梅,译. 北京:北京大学医学出版社,2009.

33. TURKINGTON D,RATHOD S. Back to Life,Back to Normality:Cognitive Therapy,Recovery and Psychosis. Cambridge,England,Cambridge University Press,2008.

34. VALENCIA M,RASCON M L,JUAREZ F,et al. A psychosocial skills training approach in Mexican out-patients with schizophrenia. Psychological Medicine,2007,37(10):1393-1402.

35. VELLIGAN D I,LAM Y,GLAHN D C,et al. Defining and assessing adherence to oral antipsychotics:a review of the literature. Schizophrenia Bulletin,2006,32(4):724-742.

36. WESTBROOK D,KENNERLEY H,KIRK J. 认知行为疗法:技术与应用. 方双虎,译. 北京:中国人民大学出版社,2014.

37. Wright J H,TURKINGTON D,KINGDON D G,et al. 重性精神疾病的认知行为治疗图解指南. 李占江,译. 北京:人民卫生出版社,2010.

38. YILDIRIM A,HACIHASANOĞLU AŞILAR R,CAMCIOĞLU T H,et al. Effect of Psychosocial Skills Training on Disease Symptoms,Insight,Internalized Stigmatization,and Social Functioning in Patients with Schizophrenia. J Rehabil Nurs,2015,40(6):341-348.

39. ZUBIN J,SPRING B. Vulnerability—A New View of schizophrenia. J Abnorm Psychol,1997,86(2):103-126.

40. 郭志华,李占江,马云,等. 精神分裂症认知行为治疗疗效的预测因素研究 // 中华医学会第十三次全国精神医学学术会议论文汇编.2015.

41. 郭志华,李占江. 精神分裂症的认知行为治疗个案报告. 中国心理卫生杂志,2013,27(8):602-606.

42. 郭中孟,胡斌,龚发金,等. 精神分裂症的预后和解决研究紧张. 临床精神医学杂志,2007,17(6):421-422.

43. 江开达. 精神病学.2版. 北京:人民卫生出版社,2010.

44. 陆林. 沈渔邨精神病学.6版. 北京:人民卫生出版社,2018.

45. 马云,李占江,徐子燕,等. 认知行为治疗改善精神分裂症患者生活质量的随机单盲对照试验. 中国心理卫生杂志,2012,26(11):801-807.

46. 倪花,蔡军. 综合干预对社区精神分裂症患者社会功能的影响. 中国健康心理学杂志.2014,24(6):394-395.

47. 沙蓉,吴晓波,蔡军,等. 慢性精神分裂症住院患者的程式化技能训练. 临床精神医学杂志,2008,18(1):15-17.

48. 世界卫生组织.ICD-10 精神与行为障碍分类.北京:人民卫生出版社,1993.

49. 翁永振.精神分裂症的康复操作手册.2 版.北京:人民卫生出版社,2016.

50. 项玉涛,李文咏,翁永振,等.社区精神分裂症患者应用重返社会程式训练的一年随访研究.中华精神科杂志,2004(1):40-43.

51. 徐艳敏,钟宝亮,操小兰,等.华人精神分裂症患者吸烟对住院次数和住院时间影响的Meta 分析.中国药物依赖性杂志,2014(3):179-185.

52. 徐子燕,杨清艳,李占江.精神分裂症的认知行为治疗.中国健康心理学杂志,2006,14(3):352-354.

53. 许又新.精神病理学.2 版.北京:北京大学医学出版社,2011.

54. 姚贵忠.精神分裂症咨询.2 版.北京:北京大学医学出版社,2009.

55. 姚贵忠.重性精神疾病个案管理.北京:北京大学医学出版社,2017.

56. 于青,翟金国,赵靖平,等.综合技能训练对精神分裂症康复效果 2 年随访研究.中国健康心理学杂志,2013,21(9):1340-1343.

57. 张文跃,韩晓东.吸烟与精神分裂症.精神医学杂志,2010,23(4):309-311.

58. 赵靖平,郑英君,陈晋东.精神分裂症.北京:人民卫生出版社,2012.

59. 赵靖平,施慎逊.中国精神分裂症防治指南.2 版.北京:中华医学会电子音像出版社,2015.

60. 赵靖平.精神病学新进展.北京:中国协和医科大学出版社,2010.

61. 赵靖平.精神分裂症综合康复技术使用手册.上海:上海人民出版社,2010.

索 引

X

Y

Z